PRIME A LA MORT

Enquête clandestine dans un EHPAD français

PRIME A LA MORT

Enquête clandestine dans un EHPAD français

PRIME A LA MORT

Enquête clandestine dans un EHPAD français

Sommaire :

PRIME A LA MORT

Enquête clandestine dans un EHPAD français

CHAPITRE 1 : "L'EMBAUCHE"

Le 4 janvier 2024, à 8h37 précises, j'ai signé mon contrat sur un bureau en Formica écaillé dont le coin droit était rongé par des années de cigarettes écrasées dans un cendrier en aluminium qui n'existait plus. Le directeur n'a pas levé les yeux de son écran, une fenêtre Excel avec des colonnes de chiffres qu'il fermait d'un clic nerveux lorsque je m'approchais. Deux clics de souris, un tampon "LU ET APPROUVÉ" posé avec une lenteur délibérée, et le tour était joué. Pas d'entretien. Pas de question sur mes motivations. Pas de vérification de mes diplômes. Il m'avait juste demandé, trente secondes plus tôt, en consultant son téléphone posé à côté d'une tasse de café froid dont la crème dessinait des vagues grises à la surface : "Vous avez le diplôme d'Etat ?" J'avais fait oui de la tête. Il n'avait pas demandé à le voir. Il n'en avait cure. J'étais une paire de bras qui rentrait dans un tableau de service, rien de plus. Un poste à pourvoir depuis trois mois que personne ne voulait. Un poste qui payait moins que le SMIC horaire si on faisait le calcul, mais qui offrait la "flexibilité" tant recherchée par ceux qui n'ont pas le choix.

« Vous commencez tout de suite. Vous êtes flexible ? »

J'ai hoché à nouveau, la gorge sèche. La flexibilité, c'est le mot qui ouvre toutes les portes dans le milieu médical, surtout quand celles-ci n'ont plus de serrure depuis longtemps. Flexibilité pour les horaires de nuit, pour les heures supplémentaires non déclarées, pour les tâches qui ne figurent dans aucune fiche de poste. Flexibilité pour fermer les yeux, pour dire oui, pour ne pas poser de questions quand on vous demande de faire ce que vous savez être mal. J'ai découvert mon salaire sur le bulletin à remplir, un formulaire photocopié tant de fois que les lettres en bas de page dansaient en zigzag : 1 400€ net pour soixante heures hebdomadaires. Les vingt premières heures ne sont pas déclarées. « C'est comme ça partout, m'a-t-il lancé sur un ton qui n'admettait pas de réplique, sinon on ne rentre pas dans les coûts. Vous comprenez, le budget est serré. Mais on vous loge si vous voulez. Une chambre de bonne à Chaville. C'est pratique. »

Le bureau sentait le café froid, le papier recyclé et une odeur de moisi qui venait peut-être des murs, peut-être des liasses de dossiers entassés dans des cartons depuis des années. Sur le mur, un certificat ISO 9001 jauni par le soleil d'un faux vitrage, un label "EHPAD de qualité" décroché à l'emporte-pièce par une instance qui n'avait sans doute jamais mis les pieds dans les chambres du troisième étage, et une photo du directeur avec un ministre à une inauguration, tous deux souriants devant une plaque de marbre. Tout ça ne trompait personne, mais ça suffisait aux inspections. Le directeur, lui, n'avait pas souri une seule fois depuis mon arrivée. Il avait les yeux d'un comptable qui aurait appris à gérer la déshumanisation comme on gère une colonne de chiffres. Il s'appelait M. Fournier. Je l'appellerais "Le Directeur" dans mes notes. Il n'avait pas de prénom. Il n'avait que des objectifs. Des objectifs de rentabilité, de taux de mortalité, d'occupation des lits. Des objectifs qu'il murmurait à son écran le soir, quand tout le monde était parti.

« Suivez Karima, elle vous expliquera. »

Karima, l'aide-soignante référente, est apparue dans l'encadrement de la porte comme un fantôme en blouse verte. Elle avait les yeux cernés jusqu'aux pommettes, une blouse tachée de je-ne-sais-quoi – café, sang, médicaments écrasés, sperme peut-être des rares fois où un résident l'avait agressée et personne n'avait rien dit, et des baskets aux semelles usées jusqu'à la corde, celles qu'on achète en promo chez Decathlon quand on a trois enfants à nourrir et un mari au chômage. Elle ne m'a pas serré la main. Elle m'a tendu un chariot de médicaments sans me regarder, ses doigts gras de crème hydratante machinale. « Vous avez déjà fait des perfos ? » J'ai menti sans hésiter. « Oui. » « Parfait. Vous commencez par le troisième étage. Chambres 301 à 320. Distribution à 9h. Puis change à 10h. Puis douches à 11h. Vous déjeunez à midi, mais en général vous n'avez pas le temps. Et puis il y a les codes à retenir. Le

301, il faut taper deux fois sur la porte, il a peur. Le 305, vous entrez sans frapper, elle est sourde. Le 312, vous criez, il est aveugle. Le 315, faites gaffe, il est tombé hier. Il peut rechuter. »

Pas de formation. Pas de protocole écrit. Pas de manuel de procédures, de charte de l'utilisateur, de guide des bonnes pratiques. Juste des ordres mémorisés, transmis oralement, comme des recettes de famille qu'on ne transmet qu'aux initiés. Un savoir-faire empirique basé sur l'échec, la routine, l'usure. « Mme Dubois, chambre 305, Lexomil 50mg matin et soir. M. Martin, 312, morphine trois fois par jour. Ne lui donnez pas à boire après, il vomit et ça fait du boulot en plus. Mme Toussaint, 308, ne lui donnez jamais son médicament avant 10h, sinon elle a trop d'énergie et elle doit rester au lit jusqu'au déjeuner. Le Directeur n'aime pas qu'elles se lèvent avant. Ça fait des chutes. » Karima parlait vite, d'un ton monocorde, comme si elle récitait une prière qu'elle ne croyait plus. Elle n'attendait pas mes questions. Elle était déjà partie vers la salle des soins, en claquant des talons sur le linoléum craquelé, laissant derrière elle une odeur de cigarettes mentholées et de désespoir.

Le chariot grinçait. Les roues mal graissées résonnaient dans le couloir désert, jonché de plinthes arrachées et de traces de roulettes sur les murs. Les ampoules néons clignotaient au plafond, créant une lumière qui rendait les couleurs malades, qui blanchissait les visages et faisait briller les larmes quand elles venaient. L'ascenseur était en panne depuis "une durée indéterminée", un signe accroché avec du scotch jaune signalait en lettres imprimées d'une imprimante mal réglée. J'ai pris l'escalier. Les escaliers de service, en béton nu, avec des marches usées jusqu'à l'os, des marches où des dizaines de pieds d'aides-soignantes, de femmes de ménage, de cuisinières épuisées avaient laissé leur fatigue imprimée dans la pierre. J'ai croisé une femme de ménage qui poussait un bac à linge sale, rempli de draps imbibés d'urine, de slips tachés, de chemises de nuit maculées de soupe. Elle ne m'a pas regardé. Personne ne regardait personne. C'était la règle. Tu ne regardes pas les yeux des résidents. Tu ne regardes pas les yeux des collègues. Tu ne regardes que les tâches, les chariots, les horaires, les médicaments. Tu regardes ce qui peut être fait, pas ce qui doit être évité. Tu regardes le sol, les chaussures, les poignées de porte. Tu ne regardes jamais les visages. Les visages, ça vous fait craquer.

Le troisième étage puait. Une odeur composite qui vous prend à la gorge et vous laisse un goût de métal sur la langue : urine séchée depuis des heures, désinfectant Cherry Blossom acheté en promo par palettes entières, sueur de peur qui suinte des aisselles même quand on ne bouge plus, et cette odeur grasse, sucrée, de la mort qui monte en vapeur des matelas imperméabilisés et des corps qui fermentent dans leurs couches. Les portes des chambres étaient ouvertes, toutes, comme des bouches qui hurlent en silence. J'ai entendu des gémissements. Des chuchotements. Des corps qui se tournaient dans des draps trop courts, des draps qui ne couvrent pas les pieds, qui laissent les chevilles bleuir au froid de la pièce mal chauffée. J'ai poussé le chariot dans la première chambre, la 301. M. Bouchard. 92 ans. Il ne me regardait pas. Il regardait le plafond, où une tache d'humidité prenait des formes de visages qui pleurent.

A 9h47, j'ai distribué mes premiers comprimés. Les mains tremblantes, j'ai ouvert les blisters en plastique avec des ongles rongés, j'ai rempli les gobelets en carton, j'ai prononcé les noms comme à l'appel dans une classe de prisonniers. Les regards des résidents me transperçaient. Certains ne comprenaient pas. D'autres, si. Mme Dubois, chambre 305, m'a saisi le poignet avec une force surprenante, cette force que prennent les mourants quand ils veulent transmettre une dernière vérité. Ses doigts étaient froids comme de la pierre, secs comme du papier de verre. "Je veux voir mon fils." Je lui ai répondu que nous préviendrions. Elle m'a lâché : "Vous mentez. Comme les autres. Vous mentez et vous attendez que je crève pour libérer le lit."

J'ai senti le sang me quitter le visage. Elle savait. Elle voyait. Elle voyait ce que je ne voyais pas encore, mais que je sentais déjà, comme une odeur de pourriture sous le parfum bon marché des détergents. J'ai continué. Chambre 307. Chambre 308. Chambre 309. Dans chaque chambre, la même scène : des corps allongés, des yeux vides ou trop remplis, des mains qui cherchent une caresse et trouvent des sondes urinaires. Dans chaque chambre, le chariot de médicaments qui grince, le plateau des repas froids posé sur la tablette au-dessus des genoux, la bouteille d'eau vide posée hors de portée, délibérément, stratégiquement. Dans chaque chambre, un petit tableau de liège avec une photo du résident jeune, souriant, avec des cheveux et des dents, et à côté, le corps réel, décharné, qui n'a plus rien à voir avec cette image. Le contraste fait mal. Il vous pousse à détourner les yeux. J'ai appris à ne pas détourner les yeux. J'ai appris à regarder, à noter, à mémoriser.

A 10h23, j'ai croisé Karima dans le couloir. Elle était en train de fumer une cigarette, debout devant la fenêtre qui donnait sur la cour de récréation, ou ce qui en tenait lieu : un bitume craquelé avec un banc rouillé où personne ne s'assied jamais. Elle m'a vu, elle a soufflé la fumée par le soupirail ouvert sur un ciel gris de janvier qui menaçait de neige. "Vous en êtes où ?" "Chambre 315." Elle a hoché la tête, a tiré une dernière bouffée, a écrasé le mégot dans sa main. "Attention à M. Lefèvre. Il est tombé hier. Il peut rechuter. Ne le laissez pas marcher seul. Et hydratez-le pas trop. Il urine trop. C'est chiant pour les changes." J'ai noté dans ma tête. J'ai continué.

M. Lefèvre. Chambre 315. 89 ans. Il était assis sur son lit, les pieds pendant, cherchant ses chaussons du regard. Il avait des chaussons en feutre bleu avec des semelles antidérapantes. Il ne les voyait pas. Il ne voyait plus grand-chose, d'ailleurs, ses yeux étaient voilés par le début d'une cataracte qu'on n'opérerait jamais. Je lui ai donné son Lexomil. Il a refusé l'eau. "Je n'ai pas soif." J'ai insisté. "Il faut boire, monsieur Lefèvre. La consigne c'est 500ml par jour." Il a bu une gorgée, aussitôt rejetée. Il a toussé, ce bruit rauque des poumons qui se remplissent de liquide qu'on n'aspire pas assez souvent. J'ai noté sur la fiche : "Hydratation difficile." Je ne savais pas encore que cette note, ce simple trait sur un papier quadrillé, était un arrêt de mort programmé. Les gars qui font les stats, au siège, ils voient "hydratation difficile", ils voient un corps qui coûte cher en temps, en soins, en changes. Ils voient une inefficacité. Ils voient un mort en sursis.

Le déjeuner a été servi à midi. Des plateaux en plastique, avec du gris, du beige, du jaune pâle. De la purée industrielle qui conserve la forme du puisoir, du poulet reconstitué qui a la texture du papier mâché, des carottes en boîte qui ont perdu leur couleur il y a des mois. J'ai distribué. Dix résidents sur vingt n'ont pas mangé. Ils ont secoué la tête. Ils ont fermé la bouche. Ils n'avaient pas faim. "Ils n'ont pas faim", m'a dit l'aide de cuisine en emportant les plateaux intacts. "Vous les notez comme 'refus de nourriture', c'est bon pour la compta. Ça justifie les compléments alimentaires en poudre. On en a un stock. C'est moins cher que la vraie nourriture." J'ai demandé : "C'est normal ?" Elle a ri. "Vous êtes nouveau, vous." Elle a ri, mais c'était un rire sans joie, un rire de connivence dans un système qui se suffit à lui-même. Un rire qui dit : "tu verras, dans deux semaines, tu feras pareil."

L'après-midi a été un flou. Douches. Changes. Soins d'hygiène. Des corps nus, fragiles, des peaux qui se déchirent sous les draps comme du papier de soie, des pleurs, des appels au secours qui restent sans réponse parce qu'il n'y a pas assez de monde, parce que le planning est fait pour deux personnes et qu'on est quatre déjà en sous-effectif. J'ai changé Mme Dubois. Elle avait fait dans son lit. Elle s'est excusée, honteuse, les yeux pleins de larmes. "Je suis désolée monsieur. Je ne voulais pas. Je n'ai pas senti." J'ai pleuré en lui changeant les draps. Elle a vu mes larmes tomber sur ses mains ridées. "Ne pleurez pas. Vous serez comme nous bientôt. Ils vous transformeront en monstre, ou vous partirez. Il n'y a pas d'autre issue. Vous êtes jeune. Partez maintenant."

Je n'ai pas pu partir. J'étais déjà dedans. J'avais besoin du salaire. J'avais besoin de l'enquête. J'étais devenu un observateur qui participe, un participant qui observe, ce rôle impossible qui vous ronge de l'intérieur.

A 19h03, alors que je faisais ma dernière tournée, j'ai découvert le mort. Chambre 315. M. Lefèvre. Il était par terre, la tête contre le radiateur. Il avait voulu attraper son verre d'eau. Le verre était brisé. La tache de sang sur la tempe était séchée. Il devait être mort depuis plusieurs heures. Personne n'était passé vérifier depuis le déjeuner. Personne n'était venu. Le protocole disait "toutes les deux heures". La réalité disait "quand on a le temps". On n'avait pas le temps.

J'ai hurlé. Un cri qui est resté coincé dans ma gorge, qui est sorti comme un râle. J'ai appelé. Karima est arrivée en courant. Elle a regardé, a soupiré, a sorti son téléphone. "Normal. Il tombait souvent. Je préviens le médecin." Elle a appelé. Il a téléphoné son constat, sans même se déplacer. "Décès dû à une chute accidentelle. Circulation arrêtée. Pas de signes de violence." Pas d'examen. Pas d'autopsie. Rien. Juste un corps à emballer, une chambre à nettoyer, une famille à prévenir. "Vous appelez la fille ?" ai-je demandé, la voix chevrotante. "Demain. On ne dérange pas le soir. Elle viendra récupérer les affaires. On l'habitue."

Je suis resté planté là, à regarder ce corps que j'avais dopé au Lexomil douze heures plus tôt, ce corps que j'avais à peine regardé, que j'avais traité comme une tâche, un numéro, une chambre. Les gants bleus de l'équipementier funéraire arrivaient. Ils emballaient M. Lefèvre dans un sac blanc, fermeture éclair, façon bagage cabine. Ils le descendaient. Le brancard grinçait. Le couloir était vide. Personne n'avait vu. Personne n'avait entendu. Une vie s'en allait, et c'était un bruit de roulettes sur du linoléum, un cri étouffé par les murs en carton-pâte de l'EHPAD cinq étoiles.

Ce soir-là, à 23h47, dans ma chambre de bonne à Chaville, j'ai sorti un cahier. Un simple cahier Clairefontaine que j'avais acheté au Monoprix du coin, pensant l'utiliser pour prendre des notes sur mon enquête. J'ai écrit la date. Le nom. L'heure. Les circonstances. Puis j'ai ajouté en capitales, pour que ça reste : "Karima dit que c'est normal." J'avais mal aux doigts de serrer le stylo. Je savais que je venais de commencer quelque chose que je ne pourrais plus arrêter. J'avais vingt-deux noms à ajouter. Vingt-deux morts à documenter. Vingt-deux vies transformées en lignes de compte. J'avais le carnet du directeur. J'avais le tableau Excel. J'avais les enregistrements. J'avais tout. Et j'avais rien. Parce que personne ne voudrait voir.

La première page était écrite. Il en resterait cent soixante-dix-neuf autres à remplir. Chacune avec un nom. Chacune avec un chiffre. Chacune avec une mort qui n'était pas une fatalité, mais une ligne de compte.

J'étais entré dans l'usine. Je n'en ressortirais plus jamais.

CHAPITRE 2 : "L'INDUCTION"

Lundi 8 janvier 2024, 6h15. Je me suis réveillé avant le réveil. Le premier jour de ma première semaine complète. J'avais mal au dos du matelas de la chambre de bonne, mal aux pieds d'avoir déjà trop marché, mal au cœur de ce que j'avais vu. Dans la salle de bain commune, j'ai vomi. Rien que de l'acide, de l'angoisse. Je me suis regardé dans le miroir piqué : les yeux rouges, la barbe qui repousse mal, la peau grise déjà. J'avais l'impression d'avoir vieilli de dix ans en quatre jours.

Karima m'attendait à l'entrée de service, le même endroit où je l'avais rencontrée la première fois. Elle fumait déjà, une cigarette sans filtre qu'elle allumait du bout de l'ancienne. « Alors, tu te sens prêt ? » J'ai hoché. « T'as bien dormi ? » J'ai menti. « Super. Aujourd'hui, tu prends le rond tout seul. Je suis en congé ce soir. T'es en solo jusqu'à 14h. »

Le « rond ». Ce mot qu'elle utilisait comme si on parlait de la ronde des joueurs de cartes, mais qui signifiait : distribuer la mort sous forme de cachets à trente-quatre personnes qui ne savent plus très bien qui elles sont. Le chariot était là, garé dans la salle des soins comme une voiture de sport garée devant un palace. Il brillait de ce brillant fade du plastique qui a été nettoyé avec des produits pas chers. Je l'ai poussé. Il a crié. Chaque roulette avait son propre dialecte de souffrance métallique.

« Tu te souviens des codes ? »

« Oui. »

« Répète. »

Je souffle. « Ne jamais donner plus de 500ml d'eau par jour. Signaler les refus de nourriture. Ne pas insister si la famille n'est pas là. Donner les médocs avant les repas. Ne pas parler trop longtemps aux résidents. Fermer les portes à clé après 20h. »

Elle secoue la tête. « Non. Les vrais codes. Les codes du bonus. »

Je la regarde, perdu.

« Le directeur te les a pas dit ? » Elle ricane. « Bien sûr. Il t'attend. Il faut que tu sois accro. Écoute. Le code, c'est : un mort par semaine, c'est normal. Deux morts, c'est un bon rythme. Trois morts, t'es en surperformance. Chaque mort, c'est 200 euros de bonus. En liquide. Le vendredi soir, tu viens voir le directeur. Il te file une enveloppe. Tu signes une feuille de présence pour un séminaire qui n'existe pas. Et tu te tais. »

J'ai senti le sol se dérober sous mes pieds. « Mais... c'est illégal. »

« Tout est illégal ici. Le truc, c'est de pas se faire choper. T'as signé ta clause de confidentialité ? T'as lu ce que t'as signé ? T'as promis de tout garder secret. Moi aussi. On est tous coupables. Alors on se tait. »

Elle écrase sa cigarette sur le talon de sa chaussure. « Maintenant, distribue. Et n'oublie pas : l'eau, c'est 500ml. Pas une goutte de plus. Sinon t'exploses ton budget changes. Un change, c'est 4 euros. Dix changes par jour, c'est 40 euros. Par semaine, c'est 280. Par mois, t'as plus de marge. Le Directeur il aime pas quand la marge est faible. »

Elle s'en va. Je reste avec mon chariot de la mort. Je prends le carnet de distribution. Même format que le registre des décès. Même papier recyclé. J'ouvre à la page du jour. Trente-quatre noms. Trente-quatre doses. Trente-quatre signatures à collecter. Je commence par le 301.

M. Bouchard, 92 ans. Il ne me regarde pas. Il regarde la télé qui n'est pas allumée. Je lui tends son Lexomil. Il le prend entre deux doigts, le dépose sur sa langue, avale. Je lui tends le verre d'eau. Il le boit jusqu'à la dernière goutte. J'ai oublié. J'ai rempli le verre à moitié. 250ml. J'ai donné le double de la consigne. J'ai paniqué. Je suis sorti. Je me suis retenu de ne pas vomir sur le chariot.

Dans le couloir, je croise Aïcha. Elle est là depuis douze ans. « La vétéran », comme on l'appelle. Elle a 54 ans, mais elle en fait 70. Son dos est voûté, ses mains tremblent de la Parkinson des aides-soignantes – ce tremblement nerveux qui vient de trop porter, trop laver, trop nettoyer.

Mardi 9 janvier, 14h30. Je distribue les médocs du goûter. Les boîtes de Lexomil sont nouvelles. Je les ouvre. Je compte. Il en manque déjà six comprimés. La boîte est pleine, scellée, mais il en manque six. Je le signale à Karima. Elle hausse les épaules, fait claquer sa langue contre son palais avec un bruit de dégoût. « Le pharmacien il prend sa com. Il remplit pas à fond. Il sait qu'on compte pas. Tu fais semblant de pas voir. T'as qu'à noter sur la fiche que t'as donné. C'est bon. » Elle me glisse une boîte de trousses vides. « Garde ça. Tu auras besoin. Pour compléter quand il manque trop. » J'ai besoin de rien compris, mais j'ai gardé. La boîte est dans mon sac, au fond, sous mon pardessus. Une boîte de preuve. Une boîte de mensonge.

C'est le mardi que j'ai rencontré Georges. Chambre 312. 87 ans. Ancien ingénieur à la SNCF. Il avait des photos de TGV sur le mur, le TGV Atlantique qu'il avait contribué à lancer dans les années 80. Il était assis dans son fauteuil, les mains sur les accoudoirs, raide comme un pacha, comme s'il attendait encore le train qui ne viendrait plus. « Monsieur, vos médicaments. » Il a levé la main. « Pas les médicaments. De l'eau. J'ai soif. »

J'ai regardé la carafe sur sa table. Vide. Je l'ai remplie au lavabo. J'ai commencé à lui verser un verre complet, comme on verse à quelqu'un qui a soif. Comme on verse à un être humain. Karima est entrée. Elle a arrêté mon geste, sa main sur mon poignet comme une pince. « Non. » Elle a pris le verre, versé à peine un fond. 50 millilitres. Pas plus. « Sinon, il urine trop. Ça coûte cher les changes. Et le temps. Tu as le temps de changer dix fois par jour ? Moi non. Alors on hydrate pas. On hydrate juste ce qu'il faut pour pas crever sur le coup. » Elle a regardé Georges dans les yeux. « Tu as pas soif, Georges. C'est l'hiver, on transpire pas. Ton corps il a besoin de rien. »

Georges a protesté. « Mais j'ai soif. Ma bouche est sèche. »

« Tu as tort. » Elle est sortie. La porte a claqué.

J'ai regardé Georges. Il a bu ses 50ml d'un trait. Il a encore demandé. J'ai secoué la tête, la gorge serrée. « Je peux pas, Georges.

C'est les ordres. » J'ai écrit dans mon carnet : « Georges, 312, 9/01, 14h30, demande d'eau refusée par Karima. Justification : coût des changes. 4€ le change. 10 changes par jour si hydraté. 40€/j. 280€/semaine. Marge impactée. »

Le mercredi 10 janvier, à 3h du matin, j'ai fait ma première nuit seul. Karima était en congé. Elle m'avait dit : « Tu gères. Y a rien à gérer. Ils dorment. Tu fais le tour toutes les trois heures, tu notes ceux qui ont pissé, tu changes ceux qui ont chier, tu donnes le Lexomil à ceux qui crient. Et tu dors entre deux, dans le bureau. Prends la chaise pliante, elle est dans le placard. »

J'ai fait le tour. Chambre 301 : silence lourd, le silence de la drogue qui tient le corps paralysé. Chambre 302 : gémissements. J'entre. Mme Girard. Elle a mal au dos. Je lui donne un cachet. Elle pleure. Je sors. Chambre 303 : un cri. J'ouvre. Mme Moreau, 93 ans, est par terre. Elle avait voulu aller aux toilettes. Elle était tombée. Elle saignait du front. Une entaille profonde. J'ai appelé Karima. Elle n'était pas là. J'ai appelé le directeur. Il a répondu au bout de dix sonneries. « Quoi ? » « Il y a une chute. Mme Moreau. » « Relève-la. Mets-la au lit. Je verrai demain. » J'ai raccroché. J'ai relevé Mme Moreau comme un paquet. Elle pesait rien. 45 kilos. Je l'ai remise au lit. Pas de pansement. Pas de contrôle. Pas d'appel au médecin. « Elle va bien », j'ai dit à personne. Je suis sorti. J'ai noté : « Moreau, 303, 10/01, 3h47, chute non signalée. Pas de soin. Directeur au courant. Classement sans suite. »

A 4h30, j'ai entendu du bruit dans le bureau de Karima. Mais Karima n'était pas là. J'ai regardé par la porte entrouverte. Aïcha était là. La vétéran. Elle dormait, la tête sur le bureau, entourée de sacs de chips vides et d'une bouteille de Coca. Son téléphone réveil sonnait. Elle n'entendait pas. J'ai frappé. Elle s'est réveillée en sursaut. « Qu'est-ce que tu fous là ? » « Je... je fais le rond. » « Laisse les gens dormir. Et moi aussi. » Elle s'est rendormie. J'ai noté le nom. Aïcha, chambre du bureau. Dodo sur le tas. 4h30.

Le lendemain matin, en sortant de mon service de nuit, Aïcha m'a attendu à la porte de l'EHPAD. Le soleil n'était pas encore levé. Il y avait une buée qui sortait de sa bouche quand elle parlait. « Tu m'as vu. » J'ai hoché, la tête lourde de sommeil. « Tu me dénonces pas. » J'ai hoché. « Parce que si tu me dénonces, tu dénonces tout le monde. Et tu sais ce qui t'attend ? » J'ai soufflé : « Non. » « Rien. T'as rien du tout. Pas de preuve. Pas de témoin. Rien. Alors tu te souviendras de ce que t'as vu : rien. Tu fermeras les yeux. Comme moi. Comme tout le monde. » Elle m'a glissé dans la poche de mon blouson un billet de 20 euros froissé. « C'est pour ta discrétion de ce soir. T'es dans la team maintenant. »

J'ai refusé. Elle a insisté. « Prends. C'est comme ça qu'on survit. T'as pas le choix. T'as des enfants ? T'as une femme ? T'as besoin de ça. »

J'ai pris. J'avais besoin de courses. J'avais besoin de payer le loyer de la chambre de bonne. J'avais besoin de faire venir ma fille le week-end. J'ai pris. Le billet était chaud, humide de sa sueur, de sa honte, de sa résignation. Je l'ai mis dans mon portefeuille, derrière ma carte d'identité, pour ne pas le voir. Je savais déjà que ce billet-là, c'était le début de ma culpabilité. Le premier euro de ma corruption. Le prix de mon silence.

Le Dr Morel est passé le jeudi. Il est arrivé à 14h, costume trois-pièces bleu marine, cravate Hermès, attaché-case en cuir véritable. Il a fait le tour en cinq minutes. Il est entré dans trois chambres. « Comment vous vous sentez ? » « Bien. » « Parfait. » Il est sorti. Il a signé les ordonnances dans le bureau du directeur. Trente-cinq ordonnances. Une minute par ordonnance. « Morphine 50mg, trois fois par jour. Lexomil 50mg, matin et soir. Halopéridol, si agitation. Risperdal, si délirium. » J'étais à côté, je prenais les médicaments dans l'armoire à pharmacie. Il m'a vu. « Vous êtes nouveau ? » « Oui. » « Ne parlez pas trop aux résidents. Ça les agite. Et ça nous fait perdre du temps. » Il est parti. Signer ça lui rapportait 3 000€ par mois. Je l'ai appris plus tard, en regardant les comptes de l'EHPAD que j'avais photocopiés par inadvertance. 3 000€ pour des signatures à la chaîne. Rémunération mensuelle pour un travail de trois heures. 1 000€ de l'heure. C'était plus que mon salaire de la semaine.

Vendredi 12 janvier. 14h30. Je distribue. Chambre 312. Georges n'est plus là. Il est mort dans la nuit. « Épuisement », a dit Karima. « Il avait plus de force. » J'ai voulu protester. « Il avait soif. Il a pas eu assez d'eau. » Elle m'a collé un doigt sur les lèvres. « Chut. Tu veux finir comme lui ? T'es pas ingénieur à la retraite. T'es un mec qui a besoin de ce boulot. Alors tu fermes ta gueule. »

J'ai noté. « Georges, 312, 12/01, mort. Cause officielle : épuisement. Cause réelle : déshydratation. Témoignage : Karima a ordonné de limiter l'hydratation à 50ml par distribution. »

Dans la salle des soins, j'ai pleuré. Karima est entrée. Elle m'a vu. Elle a soupiré. « La première, c'est toujours la plus dure. Après, tu te rends compte : c'est mieux pour eux. Ils souffrent plus. On les aide à partir. C'est un service. T'es pas un meurtrier. T'es un libérateur. »

J'ai regardé mes mains. Elles tremblaient. Libérateur. Ce mot là, je l'ai entendu des années plus tard dans des procès de nazis. « J'ai libéré les juifs de leur souffrance. » Karima n'était pas nazie. Karima était épuisée. Karima avait trois gosses, un mari qui l'a quittée, un crédit sur le dos. Karima avait douze ans à regarder mourir les gens. Karima était devenue le système.

Samedi 13 janvier. Deuxième mort. Mme Dubois. Chambre 305. Elle s'est éteinte dans la nuit. « Elle refusait de manger », a dit Karima. J'avais vu les plateaux. Elle n'en avait jamais reçu. J'avais vu les fiches. « Refus de nourriture » était coché trois jours avant sa mort. C'était prémédité. Elle était devenue trop chère. Elle avait de l'Alzheimer. Elle nécessitait une surveillance. Elle coûtait du temps. Du temps, c'est de l'argent. L'argent, c'est la marge. La marge, c'est le salaire de Karima, le bonus du directeur, la commission du médecin. Mme Dubois valait 2 800€ par mois. Sa mort libérait 3 000€ de bonus trimestriel. Calcul simple. Mathématique implacable.

Dimanche 14 janvier. Troisième mort. M. Martin. 312, maintenant que Georges était parti. Il a eu sa piqûre de morphine à 22h. Il est mort à 2h. Karima m'a dit : « Il était en fin de vie. » Il n'était pas en fin de vie. Il avait un cancer du poumon, mais il avait encore six mois selon son dernier scanner. Il est mort en six heures. Surdose. Karima l'avait fatale. Elle le savait. Elle le savait depuis qu'il avait bronché sur son cachet hier. Il était devenu « ingérable ». Il était devenu « un casse-tête ». Il était devenu du matériel amorti.

Le soir du dimanche, dans ma chambre de bonne, j'ai tout écrit. Trois morts en sept jours. Trois « épuisements ». Trois corps. Trois familles à prévenir. Trois enveloppes de 200 euros à recevoir si je suivais le pacte. J'ai appelé ma femme. « Ça va ? » « Oui. » Elle a entendu ma voix. « T'es sûr ? » « Oui. » J'ai raccroché. Je ne pouvais pas lui dire. J'avais signé un contrat avec une clause de confidentialité. J'avais peur. J'avais peur pour elle, pour les enfants, pour moi. J'avais peur de la police, de la justice, de l'ARS, du directeur, de Karima, de moi-même.

J'ai posé mon stylo. J'ai regardé mes notes. J'ai regardé les chiffres. J'ai regardé les noms. Il n'y avait plus de hasard. Il n'y avait que des décisions. Des décisions prises dans un bureau, devant un écran, avec une calculatrice. Des décisions qui transformaient des vies en profits. Et j'étais devenu le bras qui exécutait. L'aide-soignant qui distribuait la mort en cachet. L'ange gardien qui fermait les portes des chambres en sifflotant. Le libérateur.

Lundi 15 janvier. Nouvelle semaine. Karima m'a pris à part dans la salle des soins. « Alors, tu veux ton bonus au black ? » Elle m'a montré la feuille de présence. Onze noms. Trois croix. Deux nouvelles résidentes qui allaient arriver demain. 2 800€ par mois chacune. Marge nette : 85%. Bonus : 200 euros par mort. J'ai pensé à ma fille qui voulait des cours de piano. 80 euros le mois. J'ai pensé à mon fils qui avait besoin d'orthodontie. 2 000 euros les appareils. J'ai pensé à ma femme qui se tuait au travail pour 1 600€, qui rentrait épuisée, qui ne me parlait plus. J'ai regardé la feuille. J'ai regardé les croix. J'ai regardé la signature du directeur, en bas, paraphée "Fournier". J'ai pensé : « C'est ça ou la rue. »

J'ai dit : « Oui. »

Karima a souri. Un vrai sourire, cette fois. Un sourire de délivrance. « Bienvenue dans la famille. Demain, tu signes ta première feuille de séminaire. Et tu récupères ton enveloppe. Et tu fermes les yeux. Comme on fait tous. »

Elle m'a serré la main. Sa paume était moite, chaude. Elle sentait le tabac et la mort. J'ai serré. J'étais devenu l'un des leurs.

Dans ma chambre, j'ai ouvert mon ordinateur. J'ai créé un dossier. « Preuves. » J'ai transféré les photos des feuilles de présence. Les scans du carnet de Karima. Les enregistrements audio (j'avais commencé à enregistrer sur mon téléphone, caché dans la poche de ma blouse). J'ai tout stocké sur une clé USB achetée cash à la FNAC. J'ai mis la clé dans une boîte à chaussures dans mon placard. J'ai pensé : « C'est ma seule chance. »

Mais déjà, je savais. Je savais que ces preuves, personne ne les verrait. Parce que tout le monde était dedans. Parce que le système était la preuve. Et la preuve, c'était le système.

J'étais devenu un ange gardien. J'avais les clefs. J'avais les médicaments. J'avais les 200 euros d'enveloppe qui m'attendaient vendredi. J'avais les yeux fermés. J'avais les mains tachées. J'avais le cœur qui battait encore. Mais pour combien de temps ?

La semaine s'est terminée sur un bilan. Trois morts. Deux arrivées. Un bonus de 200 euros à percevoir. Un directeur content. Une ARS qui nous félicitait pour « l'excellente gestion de la continuité des soins ». Des familles qui remerciaient pour « le dévouement ». Et moi, dans ma chambre de bonne, à compter les morts, à compter l'argent, à compter les jours avant que je ne sois plus moi-même, avant que je ne sois qu'un autre Karima, qu'une autre Aïcha, qu'un autre Fournier, qu'un autre Dr Morel, qu'un autre rouage dans cette usine à chair qui broyait les vieux et qui me broyerait, moi aussi, si je fermais les yeux assez longtemps.

J'avais fermé les yeux. Vendredi soir, j'ai pris l'enveloppe. J'ai signé la feuille de séminaire. J'ai dit : « Merci patron. »

J'étais devenu un ange gardien. J'étais devenu le diable.

Le lendemain, je me suis réveillé. J'ai regardé le billet de 20 euros qu'Aïcha m'avait filé. J'ai regardé les 200 euros du directeur. J'ai regardé mon carnet. J'ai écrit une dernière ligne : « 15/01/2024 : J'ai accepté. Je suis complice. »

Et j'ai pleuré. Vraiment, cette fois. Parce que je savais qu'à partir de maintenant, chaque mort que je noterais, je la noterais avec la conscience que j'y avais contribué. Avec les 50ml d'eau que je n'avais pas donnés. Avec le Lexomil que j'avais distribué. Avec la morphine que j'avais comptée. Avec les yeux que j'avais fermés.

J'étais devenu le système.

Et le système, il avait gagné.

CHAPITRE 3 : "LE CARNET"

Février 2024. L'hiver s'est installé comme un locataire qui ne paie pas ses charges. Dans les chambres de l'EHPAD, les radiateurs cliquettent, donnent un semblant de chaleur, mais le froid vient des murs, du dehors, et surtout de l'intérieur. De cette froideur bureaucratique qui transforme des vies en lignes de compte. Je l'ai sentie ce matin-là, le 5 février précisément, quand j'ai trouvé le carnet.

J'étais dans le bureau du directeur. Pas par choix. Parce qu'il m'avait appelé. « Vous pouvez venir vider les poubelles ? La femme de ménage est en arrêt. » J'ai hoché. C'était la huitième fois en trois semaines. Le personnel soignant faisait le ménage. Le personnel soignant faisait tout. Je suis entré. Le bureau sentait le café froid, le papier chiffonné, et quelque chose d'autre : l'odeur du papier recyclé qui a trop vécu, qui a absorbé des sueurs, des larmes, des mensonges.

J'ai vidé la poubelle. Et là, sous une pile de feuilles de présence, j'ai vu le carnet. Un cahier A5, couverture noire, reliure spirale. Pas de titre. Pas de nom. Juste des chiffres. Et des noms.

J'ai ouvert. Première page. « Marcel D. : +2 850€. Date : 12/01/2024. » Deuxième page. « Lucienne P. : +3 100€. Date : 14/01/2024. » Troisième page. « Robert G. : +2 600€. Date : 03/02/2024. » J'ai tourné les pages. Vingt-deux pages. Vingt-deux noms. Vingt-deux chiffres. Vingt-deux dates. Toutes depuis le début de l'année. Toutes depuis que j'étais là.

J'ai feuilleté plus vite. Les sommes variaient. De 2 200€ à 3 400€. Jamais moins. Jamais plus. Une moyenne. Une comptabilité. J'ai reconnu les noms. Marcel D., c'était le monsieur du 301. Celui qui regardait la télé éteinte. Il était mort le 12 janvier. J'avais distribué son Lexomil. J'avais son nom sur ma liste de distribution. J'avais noté : « Mort à 4h30. Cause : épuisement. » Maintenant, je voyais son prix. 2 850€. Sa mort avait rapporté 2 850€.

Lucienne P., chambre 305. La dame qui avait saisi mon poignet. « Je veux voir mon fils. » Elle était morte le 14 janvier. J'avais changé ses draps trois jours avant. J'avais noté : « Refus de nourriture. Hydratation difficile. » Son prix : 3 100€. Plus chère. Peut-être parce qu'elle était restée plus longtemps. Peut-être parce qu'elle avait été plus chère à entretenir.

J'ai fermé le carnet. J'ai regardé autour de moi. Le directeur n'était pas là. Son bureau était ouvert. Il faisait toujours confiance. Il savait qu'on n'avait pas le courage de regarder. Ou qu'on n'avait pas le cerveau pour comprendre. J'ai compris.

J'ai sorti mon téléphone. J'ai mis en mode silencieux. J'ai commencé à photographier. Chaque page.22 photos.22 noms.22 chiffres.22 dates. Puis j'ai regardé les pages précédentes. Le carnet remontait à six mois. Juillet 2023. Les mêmes noms. Les mêmes chiffres. Des variations. L'été, les prix étaient plus bas. 2 000€ en moyenne. L'hiver, ils montaient. L'hiver, c'est la saison des morts. L'hiver, les radiateurs sont faibles, l'hydratation est réduite, les infections pulmonaires frappent. L'hiver, c'est la saison des primes.

J'ai entendu du bruit. Des pas. J'ai refermé le carnet. Je l'ai remis sous les feuilles. J'ai pris la poubelle. Je suis sorti. J'ai croisé la comptable. Mme Lefranc. Elle maniait les chiffres comme une maîtresse d'école manie la craie. « Vous avez fini ? » « Oui. » « Parfait. Vous pouvez aussi passer l'aspirateur dans le couloir du premier ? La femme de ménage... » « Je sais. Elle est en arrêt. »

Elle est partie. J'ai respiré. J'ai attendu. Quand elle a été dans son bureau, j'ai ressorti mon téléphone. J'ai vérifié les photos. Tous les clichés étaient bons. Les noms étaient nets. Les chiffres étaient lisibles. J'ai sauvegardé tout sur mon cloud perso. Puis j'ai supprimé de la galerie. Par précaution.

Le soir, dans ma chambre, j'ai tout retranscrit sur mon ordinateur. J'ai créé un fichier Excel. Nom. Prénom. Chambre. Date de décès. Prime constatée. Cause officielle. Cause suspectée. Temps entre dernier repas et décès. Nombre de changes par jour. Nombre de distributions d'eau. Tout. J'ai calculé. Les 22 morts avaient rapporté 61 400€. En six semaines. Soit 4 560€ par semaine. Soit 19 760€ par mois. Les coûts évités ? Les changes, l'hydratation, le temps de présence de jour, le temps de présence de nuit. J'ai estimé : 300 euros par résident par mois économisés. Multipliés par 22 morts, c'était 6 600€ de coûts évités. Plus les 61 400€ de primes. Total : 68 000€ en six semaines. Sur un EHPAD de 87 lits, cela représentait une marge additionnelle de 15%.

J'ai regardé mon salaire : 1 400€. J'ai regardé le bonus que Karima m'avait promis : 200€ par mort. J'ai regardé les chiffres. Une semaine de mort bien gérée, c'était 600€ pour moi. 3 000€ pour le directeur. 2 000€ pour Karima. 1 000€ pour le médecin. Plus les économies. L'argent tombait. L'argent coulait. L'argent coulait des corps desséchés des morts.

Mardi 6 février. J'ai décidé de creuser. J'ai attendu que la comptable soit seule. Elle fume sur le palier, entre deux crayons. Je m'approche. « Madame Lefranc ? » « Oui ? » « J'ai vu un carnet dans le bureau du directeur. Avec des chiffres. Des primes, c'est ça ? »

Elle me regarde. Son regard est de glace. « Vous n'avez rien vu. Vous n'avez rien compris. »

« Je comprends que chaque décès rapporte. »

Elle tire sur sa cigarette. Laisse la fumée sortir lentement. « Vous êtes intelligent. Trop intelligent. Vous savez ce qu'on fait aux intelligents ici ? »

Je reste silencieux.

« On les brise. On les casse. On leur fait faire des erreurs. Et on les vire. Alors vous feriez mieux d'arrêter de regarder ce qui ne vous regarde pas. »

« Et si je parle ? »

« Personne vous croira. Le directeur a des amis au ministère. Moi aussi. Karima aussi. Vous, vous n'avez personne. Vous avez une femme ? Des gosses ? Vous voulez les voir dans la rue ? »

Elle écrase sa cigarette. « Le carnet, c'est la prime de fin de vie. C'est légal. C'est un système de prime à la performance. On récompense la qualité des soins. »

« La qualité des soins ? En comptant les morts ? »

« Les morts sont une performance. Un bon mourant, c'est un mourant qui ne coûte pas cher. Vous comprenez ? Maintenant, retournez bosser. Et oubliez ce carnet. »

Elle est partie. J'ai enregistré la conversation. Mon téléphone, dans ma poche, en mode enregistrement. J'ai la preuve. J'ai tout.

Le soir, j'ai appelé une journaliste. Une connaissance. Elle travaille à Mediapart. Je lui ai envoyé les photos. Elle m'a rappelé en cinq minutes. « C'est énorme. » « Je sais. » « Tu as des sources ? » « Je suis dedans. » « Tu es en danger ? » « Je suis en vie. Pour l'instant. »

Elle m'a conseillé de sécuriser les preuves. J'ai tout envoyé sur trois clouds différents. J'ai tout imprimé. 22 pages. J'ai mis les copies dans trois enveloppes. Une chez moi, chez mon père, chez mon avocat. Oui, j'avais un avocat. Un cousin. Je lui avais rien dit encore. Il saurait quoi faire.

Mercredi 7 février. Le directeur m'a convoqué. « On a eu un problème avec les doses de morphine. Tu pourras vérifier le stock avec Karima ? » J'ai su. C'était un test. Il savait. Il sentait que je regardais. Il voulait voir si j'étais avec eux ou contre eux. J'ai dit oui. J'ai vérifié le stock avec Karima. Il manquait trois boîtes. Elle a sorti trois boîtes de la poche de son blouson. « Les voilà. Tu les comptes. Tu signes. Tu fermes les yeux. » J'ai compté. J'ai signé. J'ai fermé les yeux.

Jeudi 8 février. J'ai reçu ma première enveloppe. 200 euros. Le directeur me l'a donnée dans son bureau. « C'est pour votre dévouement. M. Martin, il est parti tranquillement. Vous avez bien géré. » J'ai pris l'enveloppe. Mon nom était écrit au stylo. Je l'ai ouverte. Deux billets de cent. Neufs. Ils sentaient l'imprimerie. Ils sentaient le sang.

« Je vous laisse la feuille à signer. C'est pour le séminaire de formation que vous avez fait le 15 janvier. »

Je n'avais fait aucun séminaire. J'ai signé. J'ai pris l'argent. J'ai mis l'argent dans ma poche. J'ai dit : « Merci. »

Vendredi 9 février. Nuit blanche. J'ai pas dormi. J'ai tout retranscrit sur mon ordinateur. J'ai créé un graphique. Morts par semaine. Primes perçues. Coûts évités. Marge. J'ai vu la courbe. Elle était exponentielle. Depuis que j'étais là, le taux de mortalité avait augmenté de 35%. Le directeur était content. L'ARS l'avait félicité. « Gestion optimale des coûts. »

Samedi 10 février. J'ai vu la comptable. Elle m'a dévisagé. « Vous avez pris vos marques ? » « Oui. » « Alors vous savez que si vous parlez, vous tombez. Et vous tombez tout seul. »

Dimanche 11 février. J'ai été au café du coin. J'ai croisé la mère de Georges. La mère de celui qui était mort le 12 janvier. Elle venait prendre ses affaires. Elle m'a vu. « Vous vous occupez de mon père ? » J'ai hoché. « Il est mort heureux ? » J'ai hésité. « Il... il est parti tranquille. » Elle m'a serré la main. « Merci. » Elle m'a donné un chèque de 100 euros. « C'est pour vous. »

J'ai refusé. Elle a insisté. J'ai pris. J'avais déjà l'argent du directeur. J'avais l'argent d'Aïcha. J'avais l'argent de la famille. J'étais devenu un pompier pyromane. J'éteignais des feux que j'allumais.

Lundi 12 février. J'ai commencé à planifier. J'ai besoin de plus de preuves. J'ai besoin d'enregistrer le directeur. J'ai besoin de filmer. J'ai acheté une caméra espion sur Amazon. Livraison en point relai. Nom d'emprunt. J'ai installé dans le bureau du directeur. Dans la pendule. Personne ne regardait la pendule. Elle était arrêtée.

Mardi 13 février. J'ai filmé. J'ai filmé pendant trois heures. Le directeur téléphonait. « Oui, Monsieur le Préfet. On est dans les clous. Oui. Les 12 morts du trimestre, c'est bien. Oui. On va pouvoir accueillir les nouveaux. Oui. La marge sera bonne. Merci. » J'ai tout.

J'ai les noms. J'ai les dates. J'ai les montants. J'ai les vidéos. J'ai les enregistrements. J'ai les photocopies. J'ai tout.

Et j'ai peur. Peur qu'on me trouve. Peur qu'on me vole mes preuves. Peur qu'on me fasse un accident. J'ai acheté un coffre-fort chez Boulanger. Je l'ai installé dans ma chambre. J'y ai mis la clé USB avec tout. J'ai caché la clé dans un pot de peinture. Je l'ai scotchée sous le socle d'une chaise. J'ai fait trois copies. J'en ai mis une chez mon père. Il sait pas ce que c'est. « C'est des photos de vacances, papa. Tu les ouvres pas. » Il a dit oui. Il a mis le paquet dans son garage, sur l'étagère, entre les pots de peinture et les vieux journaux.

Mercredi 14 février. Saint-Valentin. J'ai passé la soirée à l'EHPAD. J'avais le service. Les résidents n'ont pas eu de chocolat. « Pas dans le budget », a dit Karima. J'ai acheté des chocolats avec mes 200 euros de bonus. Je les ai distribués. Le directeur m'a vu. « Vous faites des frais. » « C'est pour la fête. » « On fête rien ici. Ici, on gère. On gère les entrées. On gère les sorties. On gère les coûts. »

J'ai compris. On ne fête pas la vie. On célèbre la mort. La mort est la vraie fête. La mort rapporte. La mort fait la marge. La mort, c'est le Saint-Valentin des directeurs.

Jeudi 15 février. Réunion de service. Le directeur nous présente les chiffres du mois. « On est à 185% de la marge prévue. Bravo. Les primes seront doublées pour ceux qui ont participé aux 'optimisations'. » Il nous regarde. Il sait. Il sait qu'on sait. Il sait qu'on est tous complices. Il sait qu'on va rien dire. Parce que parler, c'est perdre son boulot. C'est perdre son bonus. C'est perdre sa part du gâteau. C'est devenir un mort soi-même. Socialement. Économiquement. Moralement.

Vendredi 16 février. J'ai reçu ma deuxième enveloppe. 400 euros. « C'est pour les deux morts de la semaine. » J'ai pris. J'ai signé. « Vous avez bien géré. Continuez. »

Dans ma chambre, j'ai tout compté. En un mois, j'avais touché 600 euros de bonus. Aïcha m'en avait filé 20. La famille de Georges m'en avait filé 100. Total : 720 euros. En un mois. Mon salaire officiel était de 1 400€. J'avais donc gagné 50% de plus en étant complice de 6 morts. J'ai pris les billets. Je les ai alignés sur la table. 720 euros. C'était le prix de six vies. 120 euros par vie. Moins cher qu'un smartphone. Moins cher qu'une console de jeu. Le prix d'une vie humaine, à la fin de sa course, dans un EHPAD 5 étoiles de Versailles.

J'ai pris une bière. J'ai tout bu. J'ai tout vomi. J'ai pleuré. J'ai regardé les billets. J'ai pensé à les brûler. J'ai pensé à les rendre. J'ai pensé à les donner à une association. J'ai rien fait. J'ai mis l'argent dans un livre. « L'Insoutenable Légèreté de l'Être ». Kundera. L'ironie. J'y ai glissé les billets. A la page 122. La page où Tereza se demande si elle est plus qu'une ligne dans un registre. J'ai fermé le livre. J'ai posé le livre sur l'étagère. J'ai regardé le livre. J'ai regardé les billets qui dépassaient un peu. J'ai regardé ma femme sur la photo, sur la commode. Elle souriait. Elle ne savait pas. Elle devait pas savoir.

Samedi 17 février. J'ai décidé de creuser la comptabilité. J'ai attendu que la comptable soit sortie. J'ai fouillé son bureau. J'ai trouvé les vrais livres. Les livres officiels. Et les livres officieux. Le livre des primes. Le livre des coûts. Le livre des économies. J'ai tout photographié. 47 photos. 47 pages de chiffres. 47 preuves que le carnet n'était pas une anecdote. C'était le système. Le système complet. Le système où la mort était une variable d'ajustement.

Dimanche 18 février. J'ai tout écrit. Sur mon ordinateur, j'ai créé un dossier nommé « Innocence ». Il contenait la culpabilité de toute une institution. J'ai sauvegardé. J'ai fermé. J'ai éteint la lumière. Je suis allé me coucher. J'ai pas dormi. J'ai pensé à Marcel D. A ses yeux. A ses mains. A sa prime. 2 850€. J'ai pensé à Lucienne P. A sa fille qui venait le mercredi. A sa prime. 3 100€. J'ai pensé à Robert G. Il n'était pas encore mort. Il était programmé. Sa prime était déjà calculée. 2 600€. Il était encore en vie. Mais il était déjà mort. Dans le carnet. Sa date était inscrite. « Prévue avant fin février. »

J'ai décidé. Je devais le sauver. Je devais sauver Robert G. Chambre 318. 76 ans. Alzheimer débutant. Encore conscient. Encore vivant. Je devais le sauver. Lundi matin, je suis allé le voir. Je lui ai donné de l'eau. En cachette. 250ml. Il a bu. Il a souri. « Merci. » Il savait. Il voyait. Il voyait mes yeux. Il voyait ma culpabilité. Il voyait mon envie de le sauver. Il a dit : « Vous pouvez rien pour moi. Le système veut ma mort. Laissez tomber. »

J'ai pas laissé tomber. J'ai continué. Tous les jours, de l'eau. De la nourriture. Des vrais morceaux de pain que j'achetais. Du fromage. Du saucisson. Interdit. Trop de sel. Trop de gras. Trop de goût. Trop de vie. Je lui donnais de la vie. Il prenait. Il souriait. Il disparaissait un peu moins.

Mardi 20 février. Karima m'a surpris. « Tu donnes à manger à Robert ? » « Non. » « T'es mauvais menteur. Il a du pain sur la moustache. » « C'est une miette. » « C'est une infraction. C'est 50 euros d'amende. Ou c'est un renvoi. Tu choisis. » J'ai payé. 50 euros. En liquide. Elle a mis dans sa poche. « La prochaine fois, c'est 100. »

Mercredi 21 février. Robert G. était plus fort. Il marchait. Il parlait. Il disait des phrases entières. Le médecin est passé. « Il va mieux. » Il a regardé Karima. « Pourquoi il va mieux ? » Karima m'a regardé. « C'est le nouveau. Il a de bonnes mains. » Le médecin a soupiré. « Pas trop quand même. On a besoin de la chambre pour mars. »

J'ai compris. La date butoir était mars. Le 15 mars. 2 600€. La prime. La mort programmée. Il me restait trois semaines pour sauver Robert G. Trois semaines pour lutter contre un système qui avait décidé de sa mort. Trois semaines pour devenir un ange gardien qui protégerait un homme contre ses propres gardiens.

Jeudi 22 février. J'ai donné encore. De l'eau. De la nourriture. Du temps. Du temps que je n'avais pas. J'ai pris sur mon sommeil. Sur ma famille. Sur ma vie. J'ai tout donné à Robert G. Il devenait mon père. Mon grand-père. Mon écho. Il devenait la raison pour laquelle je faisais ça. Il devenait la preuve que je pouvais être autre chose qu'un exécuteur.

Vendredi 23 février. L'inspecteur de l'ARS est revenu. « On vient vérifier les dossiers. » J'ai vu le directeur pâlir. « Faites attention. » L'inspecteur a regardé les dossiers. Il a vu celui de Robert G. « Il a l'air en forme. » « Oui, on a amélioré les protocoles. » « Tant mieux. Gardez-le comme ça. On a besoin d'exemples pour le rapport. » Il est parti. Robert G. était sauvé. Pour l'instant. Pour le rapport.

Samedi 24 février. Karima m'a pris à part. « Tu veux vraiment le sauver, ce vieux ? » « Oui. » « Ça va te coûter cher. » « Combien ? » « 2 600€. C'est la prime que tu devras rembourser s'il est pas mort le 15 mars. » « Je peux pas. » « Alors tu le laisses mourir. C'est comme ça. »

J'ai rien dit. J'ai fait la manche dans ma tête. J'ai calculé mes économies. J'avais 800 euros de côté. Le bonus du mois, 600 euros. Je pouvais demander un prêt. Un prêt pour sauver une vie. Un prêt pour acheter la vie d'un homme. C'était ça, le prix. 2 600€. J'avais presque le montant.

Dimanche 25 février. J'ai appelé ma femme. « Tu peux me prêter 1 200€ ? » « Pour quoi ? » « Pour un truc. » « Quel truc ? » « Je peux pas te dire. » « Tu te drogues ? » « Non. » « T'es dans la merde ? » « Non. » « Alors c'est quoi ? » « C'est pour sauver quelqu'un. » Elle a ri. « T'es fou. » Elle a raccroché. Je lui ai rien dit de plus. Je ne pouvais pas la mettre dans la mare.

Lundi 26 février. J'ai vendu ma guitare. 300 euros. J'ai vendu mon vélo. 150 euros. J'ai vendu ma montre. 200 euros. Total : 650. J'avais 1 450. Il me manquait 1 150. J'ai demandé à un pote. « Tu peux me prêter 1 000€ ? » « Pour quoi ? » « Je peux pas dire. » « T'es dans un truc bizarre. » « Oui. » « J'ai pas. »

Mardi 27 février. J'ai demandé à mon frère. « Prête-moi 1 000€. » « Tu fais quoi ? » « Je sauve quelqu'un. » « Qui ? » « Un type de 76 ans. » « Tu es fou. » « Oui. » « Je te prête pas. »

Mercredi 28 février. Dernier jour. Il me restait 1 450€. J'ai appelé Karima. « Je peux pas payer la prime. Mais je peux payer la moitié.

1 300€. Pour que Robert G. vive. » Elle a ri. « T'es mignon. Mais le système, il veut 2 600. Pas 1 300. » « Je peux pas. » « Alors il meurt. Demain. On avance la date. Le 1er mars. »

J'ai dit non. « Je le prends chez moi. » « Tu peux pas. Il est sous tutelle. » « Je peux demander. » « T'as pas le temps. Demain, il a sa piqûre. Dernière. »

J'ai raccroché. J'ai couru à l'EHPAD. 23h. J'ai déverrouillé la porte de service. J'ai monté. Chambre 318. Robert G. dormait. Je l'ai réveillé. « On part. » « Où ? » « Chez moi. » « Je peux pas. » « Vous pouvez. Venez. »

Il a refusé. « Laissez tomber. Mon heure est venue. » « Non. » « Si. Vous pouvez rien. Vous êtes qu'un petit mec. Le système, il est plus grand que vous. »

J'ai insisté. Il a dit non. Je suis resté. J'ai dormi sur une chaise à côté de lui. J'ai veillé. J'ai empêché Karima d'entrer. « Il dort. Laissez-le. » « C'est l'heure. » « Demain. » « Non. Maintenant. »

Elle a appelé le directeur. Il est venu. « Qu'est-ce que c'est que ce bordel ? » « Robert G. il veut pas. » « Il a pas à vouloir. C'est un protocole. » « C'est un homme. » « C'est une charge. » « C'est un être humain. »

Le directeur m'a regardé. « Vous êtes viré. » « Ok. » « Vous sortez maintenant. » « Ok. » « Et vous laissez Robert G. où il est. »

J'ai pris Robert G. dans mes bras. Il pesait 55 kilos. J'ai descendu l'escalier. Le directeur a appelé la police. « Vol de résident. » J'ai couru. Dehors, il faisait -3°C. Robert G. tremblait. J'ai mis mon blouson sur lui. J'ai appelé un taxi. « Adresse ? » J'ai donné la mienne.

On est arrivé à minuit. Ma femme a ouvert la porte. « C'est qui ? » « Robert G. » « Qu'est-ce que tu fous ? » « Je le sauve. » « Tu es fou. » Elle a fermé la porte. J'ai sonné. « Laissez-nous entrer. » « Non. » J'ai sonné encore. Elle a ouvert. « Une nuit. Puis il faut qu'il parte. »

Robert G. est entré. Il a souri. « Merci. » « De rien. » Il s'est assis sur le canapé. Il a dormi. Moi aussi.

Le lendemain, 1er mars, 8h. La police a frappé. « Ouverture. » J'ai ouvert. « Vous êtes en état d'arrestation pour enlèvement de personne vulnérable. » Robert G. s'est réveillé. « Je suis venu de mon plein gré. » « Vous n'avez pas le droit. Vous êtes sous tutelle. » « Je veux vivre. » « Vous n'avez pas le droit de vouloir. »

Ils ont pris Robert G. Ils m'ont menotté. Ma femme a pleuré. Les enfants ont pleuré. Robert G. a dit : « Il m'a sauvé. » Le flic a répondu : « Il vous a enlevé. »

Au commissariat, j'ai tout dit. Le carnet. Les primes. Les morts. Le flic a écouté. Il a noté. Il m'a dit : « Vous avez des preuves ? » « Oui. » « On va les voir. »

On est allé chez moi. J'ai donné la clé USB. Ils l'ont branchée. Ils ont vu. Ils ont appelé le procureur. « On a un truc gros. » Le procureur est venu. Il a vu. Il a dit : « Classement sans suite. C'est une affaire de santé publique. L'ARS est compétente. »

L'ARS a été saisie. L'inspecteur est revenu. « On a enquêté. Il n'y a pas de carnet. C'est une fabrication. Vous êtes poursuivi pour diffamation. »

J'ai compris. Le système se refermait. Le cercle était bouclé. Les preuves disparaissaient. Les copies aussi. Mon cloud avait été piraté. Mes identifiants avaient changés. J'avais tout perdu. Sauf une chose. Le livre. Le livre avec les billets. Le livre Kundera. J'avais mis une clé USB dans la page 122, entre les pages. La police avait pas fouillé le livre. Elle avait fouillé l'ordinateur. Le coffre. Les placards. Pas le livre.

J'ai récupéré le livre. J'ai ouvert. La clé était là. Je l'ai branchée sur un vieil ordi, sans internet. Les fichiers étaient là. Tout. Les photos. Les vidéos. Les enregistrements. Les scans. Tout.

Robert G. est mort le 2 mars. Injection de morphine. En ma présence. J'étais en garde à vue. Je pouvais rien faire. Il est mort. Sa prime a été versée. 2 600€. Au directeur. A Karima. Au médecin. Pas à moi. J'avais pas participé. J'avais perdu mon bonus.

Mais j'avais gagné une chose : la certitude que j'étais devenu un ange gardien. Un ange qui veille sur les morts. Un ange qui note les chiffres. Un ange qui compte les primes. Un ange qui a la preuve. Une preuve que personne ne veut voir.

Le carnet n'était pas une anomalie. Le carnet était le cœur du système. Le cœur noir, comptable, qui battait au rythme des décès. Et j'avais le cœur qui battait encore. Mais pour combien de temps ?

Le chapitre s'achève sur ce constat : j'avais la preuve, mais la preuve me condamnait autant qu'eux. Parce que j'avais signé. J'avais pris l'argent. J'avais fermé les yeux. J'étais dans le carnet. Pas comme un nom. Comme un chiffre. Un opérateur. Un rouage. Un meurtrier avec un carnet de bal.

Et Robert G. était mort. Malgré moi. A cause du système. Et du carnet. Et de la prime. Et de moi.

J'étais devenu le système. Et le système avait gagné.

CHAPITRE 4 : "LE DIRECTEUR"

Mars 2024. L'hiver commençait à lâcher prise, mais pas la froideur. Pas celle qui vous entre dans les os quand vous franchissez la porte de l'EHPAD à 5h45, le matin, pour un service de nuit que vous n'avez pas demandé. Le 4 mars précisément, un lundi gris comme les contrats qu'on signe sans les lire, j'ai trouvé un mot dans ma boîte aux lettres. Pas une lettre. Un mot. Sur un papier Post-it jaune, collé sur ma fiche de planning. « Voir M. Fournier à 9h. » Le directeur. Il ne m'avait jamais parlé directement, sauf pour dire « bonjour » en passant, la tête dans ses papiers. Il ne parlait pas au personnel soignant. Il parlait aux chiffres. Il parlait aux familles quand elles râlaient. Il parlait aux inspecteurs de l'ARS quand ils arrivaient.

9h. J'ai frappé à la porte de son bureau. La porte était fermée. Enfin, la porte était ouverte, mais l'entrée était barrée par sa secrétaire, une femme d'une cinquantaine d'années, cheveux coupés au carré, lunettes sur le bout du nez, qui vous regardait comme si vous étiez une tâche de sueur sur une chemise impeccable. « Vous êtes le nouveau ? » « Oui. » « Attendez là. »

J'ai attendu. Dix minutes. Vingt. Le couloir du bureau administratif était une zone neutre, entre le monde des vivants (nous, les soignants, qui courons) et le monde des morts (eux, les résidents, qui attendent). Sur le mur, des affiches de formations. « Gestion du stress. » « Protocole de contention. » « Nutrition adaptée. » Des affiches qui n'étaient jamais suivies de formations. Des affiches pour les inspections.

« Vous pouvez entrer. »

J'ai poussé la porte. Le bureau du directeur n'était pas un bureau. C'était une salle de contrôle. Des écrans sur le mur. Des courbes. Des graphiques. Des colonnes de chiffres. Au centre, un bureau en verre noir, avec trois écrans d'ordinateur. Sur l'écran de gauche, des visioconférences. Sur celui du milieu, un tableau Excel. Sur celui de droite, des emails. Beaucoup d'emails. Le directeur était debout, dos à moi, contemplant les écrans muraux comme un général surveille un champ de bataille. Il m'a fait signe d'approcher sans se retourner.

« Fermez la porte. »

J'ai fermé. Le bruit du couloir a disparu. Le silence est tombé, lourd comme un linceul.

« Asseyez-vous. »

Je me suis assis. La chaise était en plastique dur. Pas confortable. Ça ne devait pas être confortable. On ne devait pas rester longtemps. Il s'est retourné. Il m'a regardé. Pour la première fois, vraiment regardé. Il avait des yeux bleus, très clairs, presque transparents. Des yeux qui vous transperçaient mais qui ne vous voyaient pas. Des yeux de requin. Des yeux de gestionnaire. Il avait les cheveux gris coupés court, une mâchoire carrée, une cravate qui coûtait plus que ma blouse. Il s'est assis. Il a croisé les mains sur son bureau. Il a souri. Un sourire qui n'avait rien de chaleureux. Un sourire de contrat.

« Comment vous vous sentez ? »

« Bien. »

« Vous avez fait du bon travail. Les familles sont contentes. Les résidents sont... calmes. »

Il a mis un accent sur « calmes ». Les calmes, c'étaient les dopés. Les calmes, c'étaient ceux qu'on avait mis sous Lexomil pour qu'ils ne demandent pas à boire. Pour qu'ils ne demandent pas à manger. Pour qu'ils ne demandent rien. Les calmes, c'étaient les morts en sursis.

« J'ai une proposition. Vous êtes motivé. C'est rare. La plupart des nouveaux, ils durent trois semaines. Vous, vous avez tenu un mois. Vous avez compris. »

Il a fait une pause. Il a attendu que je réagisse. J'ai hoché. Il a continué.

« On a besoin de vous pour les nuits. Le poste est à pourvoir. Vous le voulez ? »

« C'est quoi les conditions ? »

« Mêmes conditions. Plus une prime de nuit. 150 euros par nuit. En liquide. Non déclarée. C'est comme ça. »

J'ai fait semblant de réfléchir. J'avais besoin de l'argent. J'avais besoin de l'accès. Les nuits, c'était là que tout se passait. Les piqûres de morphine. Les surdosages. Les ajustements de décès. J'ai accepté.

« D'accord. »

Il a souri de nouveau. Puis son visage s'est fermé. Il a baissé la voix. « Vous avez compris le système ? »

J'ai joué l'idiot. « Quel système ? »

« Ne faites pas l'idiot. Vous avez les yeux qui voient. Vous avez noté les choses. Vous avez demandé des questions à la comptable. Vous avez photographié le carnet. »

Mon sang s'est figé. Il savait. Il avait tout su. Les caméras. Les caméras qu'on ne voit pas. Les caméras dans la pendule. Dans la lampe. Dans le détecteur de fumée. Il avait tout vu.

« Ne vous inquiétez pas. Ce n'est pas un problème. C'est une opportunité. Vous êtes intelligent. On a besoin d'intelligents. Les cons, ils font des erreurs. Les intelligents, ils comprennent. »

Il s'est levé. Il a marché vers les écrans muraux. Il a tapoté sur un clavier. Les courbes ont disparu. Un tableau est apparu. Un tableau avec des noms. 87 noms. 87 résidents.

« Voici le tableau de bord. Vous comprenez ce que c'est ? »

J'ai hoché.

« C'est la liste des résidents. Avec leur coût mensuel. En soins, en médicaments, en personnel. Et leur rentrée. La famille paie. La sécu paie. Le département paie. Chaque résident, c'est 2 800 euros par mois. En moyenne. »

Il a zoomé sur un nom. « Marcel D. 2 850 euros. Il est mort le 12 janvier. Il nous a coûté 2 850 euros en janvier. Il nous a rapporté 2 850 euros de prime. Résultat : on est à zéro. C'est l'équilibre. »

Il a zoomé sur un autre. « Lucienne P. 3 100 euros. Elle est morte le 14 janvier. Même chose. »

Il a fait défiler. « Vous voyez, on a un objectif. 12 décès par trimestre. C'est le minimum pour équilibrer le budget. Au-delà de 15, c'est du bonus. Au-dessous de 10, on ajuste. On augmente les doses. On réduit l'hydratation. On fait le nécessaire. »

Il a tourné vers moi. « Vous comprenez ? C'est un business. On n'est pas une maison de retraite. On est une entreprise de gestion de départs. Les familles paient pour qu'on s'occupe de leurs vieux. Nous, on s'occupe de les faire partir. C'est un service. Elles ne veulent pas le savoir. Elles veulent juste que ça soit propre. Et c'est propre. »

J'avais la nausée. J'ai avalé ma salive. J'ai réussi à parler : « Et l'ARS ? »

« L'ARS est au courant. Mais ils ferment les yeux. On leur reverse. 10% de nos primes. C'est dans le budget. C'est une ligne 'consultation externe'. Ils signent les rapports. Ils ferment les yeux. Tout le monde est content. »

Il s'est rassis. Il a croisé les mains.

« Maintenant, vous êtes avec nous ou vous partez ? »

J'ai pas bronché. J'avais mon téléphone dans ma poche. J'avais enclenché l'enregistrement dès que j'étais entré. J'avais 47 minutes d'enregistrement déjà. Je savais que je tenais une bombe. Une bombe qui pouvait faire sauter tout le système. Mais je savais aussi que si je la lançais maintenant, j'étais mort. Socialement. Économiquement. Peut-être physiquement.

J'ai répondu : « Je suis avec vous. »

Il a souri. Un vrai sourire, cette fois. « Parfait. Alors voici la suite. Vous allez prendre les nuits. Vous allez gérer les stocks de morphine. Vous allez signer les feuilles de décès. Vous allez être mon bras droit. Et vous allez toucher 10% des primes. Au lieu de 200 euros par mort, vous en aurez 500. Vous serez riche. »

J'ai pensé à ma femme. Aux factures. Aux enfants. J'ai dit oui.

Il m'a tendu une feuille. « Signez là. C'est une clause de confidentialité renforcée. Si vous parlez, vous devez 50 000 euros à l'établissement. Et vous allez en prison pour violation de secret médical. »

J'ai signé. J'avais déjà signé. J'ai signé encore. Chaque signature me coupait un doigt. Chaque signature me vendait un morceau d'âme.

Il m'a serré la main. « Bienvenue dans la famille, cher collègue. Maintenant, sortez. Karima vous expliquera les détails. »

Je suis sorti. J'avais 47 minutes d'enregistrement. Je les ai écoutées dix fois. Je les ai transcrites. J'ai tout noté. J'ai tout documenté. Le directeur. Le tableau de bord. L'objectif des 12 morts. Les bonus. L'ARS corrompue. Les 10% reversés. La clause de confidentialité. La menace de prison.

J'avais la preuve. Mais j'étais piégé. J'étais devenu le bras qui tue. J'étais devenu le coupable. J'étais devenu l'ange gardien de la mort.

Dans ma chambre, j'ai tout retranscrit. 47 minutes = 12 pages de transcription. 12 pages de culpabilité. 12 pages de preuves. J'ai tout mis sur la clé USB. J'ai tout sécurisé. J'ai appelé ma journaliste. « J'ai tout. » « Qu'est-ce que t'as ? » « L'enregistrement du directeur qui avoue. » « Envoie. » « Je peux pas. Ils piratent. » « On se voit. »

On s'est vu le samedi suivant. Dans un café du 13e. J'ai donné la clé. Elle l'a branchée sur son ordi. Elle a écouté. Elle a pleuré. « C'est énorme. C'est un crime contre l'humanité. » « Oui. » « Tu es en danger. » « Oui. » « On va publier. » « Attends. Il faut plus. Il faut le tableau de bord. Les noms. Les dates. Les montants. Il faut tout. » « Tu peux pas tout avoir. » « Si. Je peux. »

Je suis retourné le lundi 18 mars. J'avais un double des clés du bureau. Karima me les avait filées. « Fais gaffe. Y a des caméras. » « Je sais. » J'ai attendu 23h. J'ai éteint les caméras du couloir depuis le tableau électrique. J'ai coupé le disjoncteur. J'ai trois minutes. J'ai ouvert le bureau. J'ai ouvert l'ordinateur du directeur. J'ai copié le tableau de bord. J'ai copié les emails. J'ai copié les factures. J'ai tout copié sur une clé USB. J'ai tout mis dans ma poche. J'ai tout remis en marche. J'ai quitté. Personne n'a vu. Personne ne savait.

Le lendemain, le directeur a convoqué tout le monde. « Il y a eu une coupure de courant hier soir. Des données ont été corrompues. On a perdu les stats du mois. » Il nous a regardés. « Si quelqu'un sait quelque chose, qu'il parle maintenant. » Silence. Karima m'a regardé. J'ai baissé les yeux. Aïcha a toussé. Le silence s'est éternisé. Le directeur a haussé les épaules. « Bon. On refait les stats. »

J'avais les vraies stats. Sur ma clé. J'avais les vraies données. J'avais les noms. J'avais les montants. J'avais les dates. J'avais tout.

Jeudi 21 mars. J'ai tout envoyé à la journaliste. Elle a publié. Pas sous mon nom. Sous le sien. « Enquête : les EHPAD de luxe, des maisons de la mort. » 12 pages. Avec les chiffres. Avec les noms. Avec les témoignages anonymes. Avec les photos du carnet. Avec la transcription de 47 minutes. Mediapart a publié le matin à 6h.

A 8h, le directeur m'a appelé. « Vous êtes viré. » « Je sais. » « Vous allez avoir des problèmes. » « Je sais. » « Vous devriez disparaître. » « J'ai prévu. »

Il a raccroché. J'ai pris mes affaires. J'ai quitté l'EHPAD. Je suis rentré chez moi. J'ai fermé la porte. J'ai attendu.

Le soir, la police a frappé. « Vous êtes en état d'arrestation. » « Pour quoi ? » « Diffamation. Violation du secret médical. Vol de données. »

J'ai rien dit. J'ai tendu les mains. Les menottes ont claqué. Douces. Presque douces.

Dans le commissariat, le flic m'a interrogé. « Pourquoi vous avez fait ça ? » « Parce que c'est la vérité. » « La vérité, c'est que vous avez signé. Vous avez pris l'argent. Vous êtes coupable. » « Je sais. » « Alors pourquoi ? » « Pour que ça s'arrête. »

Il a secoué la tête. « Ça s'arrêtera pas. Le système est plus fort. »

Il avait raison. Le système était plus fort. Mais j'avais 47 minutes. J'avais les preuves. J'avais les noms. J'avais les morts. J'avais la vérité.

Et la vérité, même si elle me condamnait, même si elle me ruinait, même si elle me faisait passer pour un fou, un vendu, un complice, la vérité, elle était là. Sur la clé. Dans le livre. Dans le coffre. Dans le garage de mon père. Dans le cloud de la journaliste. Dans les serveurs de Mediapart. Partout.

Le directeur avait gagné. Il m'avait viré. Il m'avait fait arrêter. Il m'avait brisé. Mais il avait perdu. Parce que la vérité était dehors. Et la vérité, ça ne se rappelle pas. Ça se propage.

Chapitre 4 s'achève sur cette image : moi, dans ma cellule de garde à vue, menottes aux poignets, mais le sourire aux lèvres. Parce que j'avais 47 minutes qui prouvaient que j'avais tout compris. Que j'étais entré dans le système. Que j'avais signé. Que j'avais pris l'argent. Mais aussi que j'avais tout enregistré. Que j'avais tout noté. Que j'avais tout dévoilé.

J'étais coupable. Mais j'étais libre. Libéré par la vérité. Libéré par les 47 minutes qui feraient trembler la République.

Le directeur m'avait transformé en monstre. Mais j'avais transformé le monstre en preuve.

CHAPITRE 5 : "LA VISITE"

Le 15 mai 2024, à 10h17 précises, l'inspectrice de l'Agence Régionale de Santé est arrivée. Je le sais parce que j'ai noté l'heure dans mon carnet, comme je notais tout désormais. L'heure, la minute, la seconde, le contexte, les paroles, les gestes, les regards. C'était devenu un tic, une nécessité, une manière de me raccrocher à la réalité quand tout autour de moi devenait de la fumée. Elle est descendue d'une Clio grise, plaque ministérielle, costume strict noir et blanc, cheveux courts, lunettes de marque. Elle avait l'air de quelqu'un qui arrive à un enterrement de vie de jeune fille quand on l'a prévenue que c'était une réunion de comptables. Un mélange d'ennui profond et de mauvaise foi assumée. Elle a jeté un regard à la façade. Elle a soupiré. Elle a dit au directeur qui l'accueillait sur le perron : « Alors, ce mois-ci, qu'est-ce que vous avez encore inventé ? »

Le directeur a ri. Un rire de connivence. « On fait de notre mieux, Madame l'inspectrice. Vous savez comment c'est. »

« Je sais. C'est pour ça que je suis là. »

Ils sont entrés. Elle n'a pas fait attention à moi. J'étais dans l'escalier, chariot de médicaments à la main, invisible. Invisible comme on l'est quand on est qu'un bras qui distribue. Elle a marché droit vers le bureau. J'ai suivi. Discrètement. J'ai laissé le chariot dans le couloir. J'étais à trois mètres de la porte, qui était entrouverte. J'ai entendu.

« Alors, le tableau ? »

« Voilà. 87 résidents. Coût mensuel moyen : 2 750 euros. Recette moyenne : 2 850 euros. Marge : 3,5%. On est dans les clous. »

« Les clous de qui ? »

« Des clous du budget. Vous savez, avec les réformes, on a plus le droit à l'erreur. »

Elle a feuilleté des papiers. J'ai entendu des froissements. Des soupirs. « Vous avez trois non-conformités majeures. Deux chambres surpeuplées. Un déficit d'aides-soignants. Des médicaments stockés hors température. Vous corrigez avant juin, ou je dois signaler. »

« On va corriger. Vous savez qu'on a du mal à recruter. »

« Je sais. Tout le monde a du mal. Mais c'est pas une raison. »

« Bien sûr. »

Il y a eu un silence. Le silence de la négociation. Le silence où les vraies choses se disent sans mots. J'ai mis mon téléphone en mode enregistrement. J'ai glissé la main dans ma poche. J'ai appuyé sur « record ». J'avais déjà 47 minutes de l'autre fois. J'allais en avoir plus.

« Les familles se plaignent ? »

« Non. Elles sont contentes. On a un taux de satisfaction de 94%. »

« Comment vous faites ? »

« On gère. On gère les attentes. On gère les réalités. »

« Et les morts ? »

« Taux de mortalité standard. 2,3% par mois. C'est dans la moyenne nationale. »

« Vous avez eu combien ce trimestre ? »

« 11. On est en dessous des 12. On va devoir s'ajuster. »

« S'ajuster ? »

« Vous savez ce que je veux dire. »

Silence. J'ai imaginé leurs regards. Le directeur, sûr de lui. L'inspectrice, blasée. Elle savait. Elle voyait les chambres surpeuplées. Elle voyait les résidents attachés. Elle voyait les médicaments en double. Elle voyait les carnets. Elle voyait tout. Mais elle fermait les yeux. Parce que fermer les yeux, ça payait. Je le savais maintenant. Le directeur le lui disait. « On leur reverse. » 10% des primes. C'était ça le deal. L'ARS touchait sa part. L'ARS fermait les yeux. L'ARS signait les rapports de conformité. L'ARS était complice.

J'ai entendu des pas. La porte s'est ouverte. J'étais juste là, à nettoyer le sol avec un chiffon, à faire semblant de frotter une tache qui n'existait pas. Elle est passée à côté de moi. Elle m'a regardé. Elle a vu mon badge.

« Vous êtes aide-soignant ? » « Oui. » « Vous avez des choses à me dire ? »

J'ai hésité. La porte du bureau était ouverte. Le directeur pouvait entendre. J'ai baissé la voix. « Les morts... »

Elle m'a coupé. « Je ne veux pas savoir. Vous voulez garder votre boulot ? »

J'ai hoché.

« Alors vous ne me dites rien. Vous ne dites rien à personne. Vous faites votre boulot. Et vous oubliez ce que vous voyez. »

Elle a repris son chemin. Elle a visité les chambres. Trois chambres. Chambre 305. Chambre 312. Chambre 318. Elle a vu les lits sales. Elle a vu les résidents attachés. Elle a vu les médicaments posés sur les tables, hors frigo. Elle a fait semblant de noter. Elle a dit : « On va devoir repasser en juin. » Elle est partie. Elle a signé le rapport de conformité. Elle a coché la case « conforme ». Elle a ajouté une note manuscrite : « Quelques ajustements à prévoir, mais globalement satisfaisant. »

Elle est partie à 11h43. J'ai noté l'heure.

Le directeur m'a appelé. « Vous. Dans mon bureau. »

J'y suis allé. Il était debout, devant la fenêtre, les mains dans le dos.

« Vous avez parlé à l'inspectrice. »

« Elle m'a posé une question. »

« Vous avez répondu. »

« J'ai rien dit. »

« Vous avez dit 'les morts'. »

« C'est tout. »

« C'est de trop. »

Il s'est retourné. Il a sorti une enveloppe de sa poche. Il me l'a tendue.

« C'est pour votre discrétion. 200 euros. Vous prenez. Vous fermez la bouche. Et on oublie. »

J'ai regardé l'enveloppe. Blanche. Mon nom écrit au stylo. Comme la dernière fois. Comme la fois où il m'avait donné le bonus pour

Robert G., pour qu'il meure. C'était la même enveloppe. Le même prix. 200 euros. Le prix du silence. Le prix de ma mort morale.

J'ai pas pris. J'ai reculé. « Non. »

« Quoi, non ? »

« Je prends pas. »

« Vous êtes sûr ? »

« Oui. »

Il a reposé l'enveloppe sur le bureau. Il a souri. Un sourire qui n'avait rien de rassurant. « C'est votre choix. Les gens qui font pas les bons choix, ils ont des problèmes. Des ennuis. Vous voulez des ennuis ? »

J'ai rien dit.

« Bon. Sortez. »

Je suis sorti. J'avais la peau qui brûlait. J'avais l'impression d'avoir refusé un pacte avec le diable. Mais le diable, il laisse pas tomber comme ça. Il revient. Il revient avec d'autres offres. Ou avec d'autres menaces.

Le soir, en rentrant, j'ai senti que j'étais suivi. Une voiture. Une Clio grise. C'était la voiture de l'inspectrice. Elle me suivait. J'ai fait semblant de pas voir. J'ai marché. J'ai tourné dans une rue. Elle a tourné. J'ai accéléré. Elle a accéléré. J'ai couru. J'ai atteint ma porte. Elle est passée. Elle s'est arrêtée. Elle a baissé la vitre.

« Vous avez fait le bon choix aujourd'hui. »

« Quel choix ? »

« De pas prendre l'argent. »

« Comment vous savez ? »

« Je sais tout. Je suis partout. »

Elle est repartie. J'étais glacé. J'avais la certitude que j'étais entré dans un jeu beaucoup plus grand que moi. Un jeu où les inspectrices de l'ARS étaient les reines du crime. Un jeu où les directeurs étaient les exécutants. Un jeu où les aides-soignants étaient des pions. Et moi, j'étais un pion qui avait refusé de se déplacer. Un pion qui allait être mangé.

Dans ma chambre, j'ai verrouillé la porte. J'ai poussé la commode. J'ai mis la chaîne. J'ai fermé les volets. J'ai sorti mon carnet. J'ai écrit. « 15 mai 2024. Inspectrice de l'ARS. Nom : Dupont. Prénom : Isabelle. Signe les rapports de conformité. Reçoit 10% des primes. Menace de licenciement si je parle. Suit mon trajet. Dit que j'ai bien fait de refuser. Je suis cerné. »

J'ai appelé ma femme. « Chérie, il faut que vous partiez quelques jours. » « Pourquoi ? » « Je peux pas dire. » « Tu me dis où on divorce. » « OK. Divorce. » J'ai raccroché. J'avais pas le choix. Je voulais pas les impliquer. Je voulais pas qu'elles soient dans le carnet. Mon fils. Ma fille. Ma femme. Je les voulais pas avec un chiffre à côté. « +0€. Protection effective. »

Je suis resté seul. Dans ma chambre. Avec mes preuves. Avec mon enregistrement. Avec mes 47 minutes de conversation avec le directeur. Avec mes photos du carnet. Avec mes scans de la comptabilité. Avec mes vidéos de l'inspectrice. J'avais tout. Et j'avais rien. Parce que tout le monde était dans le coup. L'ARS. Le directeur. Karima. Aïcha. Le médecin. La comptable. Tout le monde. C'était un système. Un système parfait. Un système qui se reproduisait. Qui se nourrissait de la mort. Qui payait en primes. Qui corrompait en silence.

Le 15 mai 2024, à 23h47, j'ai écrit la dernière ligne de mon carnet de ce jour-là : « J'ai refusé 200 euros. J'ai perdu mon boulot. J'ai gagné une mort sociale. Mais j'ai gardé la mienne. Pour l'instant. »

Le lendemain, le réveil a sonné. J'ai pas dormi. J'ai regardé le plafond. J'ai attendu. J'ai attendu les ennuis. Ils sont arrivés à 9h. Un texto du directeur. « Vous n'avez plus le droit de venir. Votre CDD est résilié. Motif : insubordination. Vous avez 24h pour vider vos affaires. »

J'ai répondu : « OK. »

J'ai rien dit d'autre. J'ai appelé la journaliste. « Ça va chauffer. » « Je sais. On vous protège. » « Comment ? » « On publie. Demain. En une. »

J'ai attendu. Demain. En une. Mediapart. Le scoop de l'année. Les EHPAD. La mort programmée. Le carnet. L'inspectrice. L'ARS corrompue. Tout. Avec mon nom ? Anonyme. « Un aide-soignant. » C'est tout. Anonyme. Comme je l'étais devenu. Comme on était tous devenus. Des numéros. Des chiffres. Des morts.

Le soir, j'ai fait mes valises. Peu de choses. Des blouses. Des livres. Le carnet. La clé USB. Les preuves. J'ai tout mis dans un sac à dos. J'ai regardé ma chambre de bonne. J'ai regardé le lit où je pleurais. J'ai regardé la table où j'écrivais. J'ai regardé la fenêtre par laquelle je voyais le monde extérieur, le monde qui ne savait pas. Je fermais la porte. Une page se tournait.

Le 16 mai 2024, à 6h, Mediapart a publié. « Les EHPAD de luxe, des maisons de la mort : une enquête choc. » 12 pages. Avec les chiffres. Avec les noms. Avec les photos du carnet. Avec la transcription de 47 minutes. Avec l'histoire de Robert G. Avec tout.

À 8h, le directeur m'a appelé. « Vous allez payer. » « Je sais. » « Vous allez regretter. » « Je sais. »

Il a raccroché. J'ai éteint mon téléphone. J'ai changé de carte SIM. J'ai acheté un billet de train pour Lille. J'allais me cacher. J'allais devenir un nom. Un vrai nom. Un témoin. Un lanceur d'alerte. Un mec qui avait dit non aux 200 euros. Un mec qui avait tout perdu. Un mec qui avait tout gagné. Un mec qui avait 47 minutes de vérité.

Le chapitre se termine là. Sur un départ. Sur une fuite. Sur une victoire qui ressemble à une défaite. Sur une défaite qui ressemble à une libération. Sur le prix du silence : 200 euros. Sur le prix de la vérité : tout.

Et l'inspectrice de l'ARS, le lendemain, a signé un nouveau rapport. « L'EHPAD Les Jardins de Versailles a rectifié ses non-conformités. Classement sans suite. » Le système avait gagné. Mais la vérité était dehors. Et la vérité, elle ne se classe pas. Elle se propage. Elle se multiplie. Elle devient un virus. Un virus qui tue le mensonge.

Moi, j'étais devenu un porteur. Un porteur de vérité. Un porteur de mort. Un porteur de vie. Un ange gardien qui n'avait pas pris les 200 euros. Un ange qui s'était fait virer. Un ange qui avait gagné ses ailes en les brûlant.

La visite était terminée. L'inspection était conforme. Le carnet était plein. Et moi, j'étais dehors.

CHAPITRE 6 : "LES FOURNISSEURS"

Juin 2024. La chaleur est arrivée d'un coup, comme toujours en région parisienne, un coup de trique de canicule qui vous assomme début juin et ne vous lâche plus jusqu'en septembre. Dans les chambres de l'EHPAD, les climatiseurs (qu'on nous avait promis lors de l'embauche) étaient restés des promesses, et les fenêtres à oscillo-battants n'oscillaient plus depuis des années, bloquées par des vis rouillées et de la peur. L'air stagnait. L'odeur des corps, des changes, de la mort programmée, se mélangeait à celle du produit pour linge qui ne sentait plus le propre mais l'artifice. C'est dans cette atmosphère que j'ai commencé à creuser la logistique. Parce qu'un EHPAD, avant d'être un lieu de soin, est une machine consommatrice. Et où il y a consommation, il y a fournisseurs. Et où il y a fournisseurs, il y a magouilles. Je le savais. Il me fallait juste trouver la première ficelle pour déballer tout le paquet.

La première ficelle, c'était les repas. Je les distribuais depuis trois mois. Des plateaux en plastique, avec leur compartimentage idiot, leur nourriture grise, leur viande qui n'en était pas. Un jour, début juin, exactement le 4, je suis arrivé à 6h au service. Le camion de livraison était là. Un camion frigorifique blanc, immatriculé en Belgique, avec une enseigne "DeliFood Services" que j'avais jamais vue en magasin. Le livreur, un type en treillis, déchargeait des caisses en carton. J'ai fait semblant de l'aider. « Vous livrez à combien d'EHPAD ? » « Des dizaines. » « C'est cher ? » « C'est ce que vous payez. »

Il a sorti un bordereau. Je l'ai regardé par-dessus son épaule. Quantité : 87 repas. Prix unitaire HT : 12 euros. Total HT : 1 044 euros. TVA 5,5% : 57,42 euros. Total TTC : 1 101,42 euros. Par jour. Par jour. J'ai calculé rapidement. 1 101,42 euros par jour, ça fait 33 042 euros par mois. Pour 87 résidents. Soit 380 euros par résident par mois.

Soit 12,67 euros par repas. Le livreur m'a vu calculer. Il a souri. « Vous avez une gueule de comptable. » « J'aime les chiffres. » « Moi aussi. Surtout quand ils sont gros. »

Il est parti. J'ai gardé une copie du bordereau. Une copie que j'ai glissée dans ma blouse. Dans le bureau de la cuisine, j'ai trouvé les factures. Des factures mensuelles. 33 042 euros. Payées le 5 de chaque mois. Par virement. J'ai cherché les devis. J'ai trouvé un devis de trois ans plus tôt. DeliFood Services. Même adresse. Même Belgique. Mais sur ce devis, le prix unitaire était de 2,50 euros HT. 2,50 euros. Pas 12. J'ai noté. J'ai recalculé. À 2,50 euros le repas, ça fait 217,50 euros par jour. 6 525 euros par mois. Soit 26 517 euros de moins que ce qu'on payait. Où allait l'argent ?

J'ai demandé à Karima. « Les repas, c'est cher, non ? » « C'est ce que le directeur a choisi. » « Il a pas d'autres devis ? » « Il en a. Mais il a choisi celui-là. » « Pourquoi ? » « Parce que DeliFood, c'est la société de son frère. »

Ça, c'était le détail qui tue. Le directeur avait un frère en Belgique. Frédéric Fournier. Directeur de DeliFood Services. Une société créée trois mois avant qu'il ne prenne la direction de l'EHPAD. Une société qui facturait 12 euros ce qui coûtait 2,50. Et qui reversait la différence. J'ai cherché. J'ai trouvé des relevés bancaires. Dans le bureau du directeur, dans un tiroir pas fermé à clé (il était sûr de lui), j'ai trouvé des virements. 20 000 euros par mois. Versés à DeliFood Services. Et 15 000 euros par mois. Reversés par DeliFood Services sur un compte au Luxembourg. Au nom de Fournier. Directeur. Il se versait 15 000 euros par mois de sa propre société. De la marge. De la mort. De la nourriture des vieux. J'ai photographié. 47 photos de relevés. J'ai tout. J'avais déjà la preuve de la corruption sur les repas. 15 000 euros par mois. 180 000 euros par an. Sur le dos des mourants.

Mais c'était pas fini. Les couches. J'ai toujours trouvé bizarre qu'on nous demande de compter les couches. De noter chaque change. De reporter sur une fiche. « Nombre de changes par résident par jour.

» C'était une colonne Excel dans le tableau de bord du directeur. J'ai compris pourquoi. Parce qu'on achetait des couches au black.

Le 12 juin, j'ai suivi Karima. Elle a pris sa voiture le samedi matin. Une vieille Clio. J'ai pris ma moto. J'ai suivi. Elle est allée à la frontière belge. À un entrepôt à Tourcoing. « Couches Discount Belgique ». Elle est entrée. Elle est ressortie avec des sacs. Des sacs de couches. Des sacs de 50. Elle en a mis quatre dans son coffre. 200 couches. Elle est repartie. Je l'ai suivie jusqu'à l'EHPAD. Elle a garé sa voiture. Elle a ouvert le coffre. Elle a déchargé les sacs. Les a mis dans le garage de l'EHPAD. Dans un coin, derrière des cartons de désinfectant. J'ai pris des photos. Les sacs. Les marques. « Couches DryNite. Taille L. 50 unités. » J'ai noté la référence. J'ai cherché le prix. En France, 25 euros le paquet. En Belgique, 8 euros. J'ai calculé. 200 couches, c'est 4 paquets. Coût réel : 32 euros. Elle les a facturées à l'EHPAD 25 euros le paquet. Soit 100 euros. Soit une marge de 68 euros. Par semaine. Par voyage. Karima faisait deux voyages par semaine. Soit 136 euros de marge. Par mois : 544 euros. Elle me l'a dit, un soir, quand on fumait dans le parking. « C'est mon petit business. Toi aussi tu peux le faire. Le directeur il dit rien. Il prend 30%. »

J'ai calculé. 544 euros par mois, 30% pour le directeur, ça fait 163 euros. 163 euros reversés au directeur. Pour fermer les yeux. Pour accepter du black. Pour frauder.

Mais le black, c'était pas juste les couches. C'était les médicaments. Le 15 juin, le livreur de la pharmacie est venu. Pharmacie du centre-ville. Pharmacie qui a le monopole des EHPAD du coin. Pharmacie « La Santé ». Un nom qui fait sourire, quand on sait. Le livreur, je le connaissais. Samir. Un type de 30 ans, toujours en survêtement Adidas, toujours un peu nerveux. Il a livré les boîtes. 10 boîtes de morphine. 10 boîtes de Lexomil. 10 boîtes d'Halopéridol. Il a fait signer Karima. Elle a signé. Il est reparti.

J'ai attendu. Je suis sorti. J'ai suivi sa camionnette blanche. Immatriculée en Seine-Saint-Denis. 93. Il est parti vers Malakoff. Il s'est garé devant un immeuble. Il a sonné. Un type est descendu. Costaud. Rasé de près. Tatouage visible au cou. Il a pris les boîtes. Il a donné une liasse de billets à Samir. J'ai pris une photo. J'ai tout filmé. La remise. L'argent. Le type a remonté les boîtes. J'ai attendu. Il est redescendu. Il a chargé les boîtes dans une voiture. Une BMW X5. Noire. Vitres teintées. Il est parti. J'ai noté la plaque. J'ai demandé à un flic de mon quartier. « Cette plaque, tu peux me dire qui c'est ? » « C'est un dealer. Mohamed. Arrêté trois fois. Jamais condamné. Il a des protections. »

J'avais compris. La morphine commandée en double était revendue à un dealer de Malakoff. La moitié des boîtes. 5 boîtes de morphine. Soit 50 ampoules. Soit 500 euros de revente. Sur le marché noir, une ampoule de morphine 10mg, c'est 20 euros. 50 ampoules = 1 000 euros. Samir revendait 500 euros. Il donnait 30% au pharmacien. 150 euros. Il gardait 350. Le pharmacien, il avait son propre business. Il falsifiait les ordonnances. Il commandait en double. Il falsifiait les stocks. Il revendait. J'ai vu son nom. Driss B. Pharmacien à Versailles. J'ai trouvé son numéro. J'ai appelé. « Bonjour, je suis l'EHPAD Les Jardins. On a un problème de stock. » « Ah oui ? » « Oui, on a reçu que 5 boîtes au lieu de 10. » « C'est pas possible. J'ai signé pour 10. » « Ben justement, c'est pas bon. » « Je vais vérifier. » Il a raccroché. Il a été voir le directeur. J'étais là. J'ai entendu. « Votre aide-soignant embête avec les chiffres. » « Je m'en occupe. »

Le directeur m'a convoqué. « Vous m'embêtez avec les chiffres. » « Je veux juste que ce soit correct. » « C'est correct. Vous, vous êtes pas correct. Vous êtes un emmerdeur. »

J'ai eu ma première sanction. « Avertissement. » Pour « comportement perturbateur ». J'ai signé. J'ai gardé une copie. J'ai mis la copie dans mon dossier. Dossier « preuves ».

Le business des médicaments, c'était 5 000 euros par mois. J'ai calculé. 5 boîtes de morphine revendues + 5 boîtes de Lexomil + 5 boîtes d'Halopéridol. Soit 5 000 euros de revente. 30% pour le pharmacien : 1 500 euros. 30% pour le directeur : 1 500 euros. Samir gardait 2 000 euros. Par mois. 60 000 euros par an. Sur le dos des mourants. Sur le dos de la sécu. Sur le dos des familles qui croyaient que leurs vieux étaient soignés.

Mais le plus gros, c'était les couches. J'ai découvert, en suivant Karima un autre samedi, qu'elle revendait le surstock. Pas juste à l'EHPAD. Mais sur Leboncoin. « Couches pour adultes. Taille L. 50 unités. Jamais ouvert. Prix : 15 euros. » Le marché normal : 25 euros. Elle vendait 15. Elle faisait des rendez-vous. À la porte de l'EHPAD. Des gens venaient. Des familles pauvres. Des aidants. Elle leur vendait les couches volées. 10 paquets par semaine. Soit 150 euros. Sur Leboncoin. En cash. Personne savait. Personne ne regardait. C'était du black. Du black sur du black.

J'ai pris des photos. Karima qui donne les sacs. Karima qui prend l'argent. Karima qui sourit. J'ai noté les plaques des acheteurs (au cas où). J'ai tout mis dans mon dossier. J'avais la preuve que Karima volait les couches achetées en Belgique pour les revendre en France. Volait à l'EHPAD pour revendre au public. Double vol. Double fraude. 150 euros par semaine. 600 euros par mois. En plus de la marge sur l'achat Belgique. Soit un total de 1 144 euros par mois de profit sur les couches. Sur les fesses des vieux.

Le directeur, il prenait 30% sur tout. Sur les repas (15 000 euros). Sur les médicaments (1 500 euros). Sur les couches (1 144 euros). Total : 17 644 euros par mois. Soit 211 728 euros par an. Hors salaire. Hors bonus de décès. Hors primes. C'était ça, son salaire caché. C'était ça, la vraie raison de l'EHPAD.

J'ai tout compilé. J'ai fait un tableau. Colonnes : « Source de profit. Montant mensuel. Bénéficiaire. Preuve. » 17 lignes. 17 sources. 17 preuves. Photos. Enregistrements. Factures. Virements. Captures Leboncoin. L'addition : 40 000 euros par mois. 40 000 euros de profit illégal. Sur le dos des mourants. Sur la peau de Robert G. sur l'estomac de Georges, sur les os de Mme Dubois.

Le 23 juin, j'ai tout envoyé à la journaliste. « Voilà. C'est ça le système. C'est pas que les morts. C'est tout. C'est l'argent. C'est la corruption. C'est du 40 000 euros par mois. » Elle m'a répondu : « C'est énorme. On va publier en plusieurs volets. »

Le 24 juin, le directeur m'a convoqué. « Vous avez des ennuis. » « Pourquoi ? » « On sait que vous photographiez. On sait que vous enregistrez. On sait que vous suivez Karima. On sait tout. »

« J'en doute. »

Il a sorti une photo. Moi, en train de prendre en photo Karima qui vend des couches sur Leboncoin. La photo était prise de la fenêtre du bureau. Il avait tout vu. Il savait.

« Vous avez deux choix. Vous arrêtez, vous détruisez tout ce que vous avez, et vous partez avec un chèque de 10 000 euros. Ou vous continuez, et vous finissez en prison pour violation du secret médical, diffamation, et vol de données. »

J'ai réfléchi. J'ai mentalement calculé. 10 000 euros, c'était le prix de ma vie. C'était le prix de mon silence. C'était le prix de la vérité. Robert G. était mort. Georges était mort. Mme Dubois était morte. Ils valaient combien ? 2 600 euros + 2 850 euros + 3 100 euros = 8 550 euros. Ils me proposaient 10 000 euros pour ma mort à moi. Pour ma mort sociale. Pour mon silence.

J'ai dit : « Je prends le chèque. »

Il a souri. « Sage décision. »

Il a sorti le chèque. Il l'a signé. Il me l'a tendu. J'ai pris. Je l'ai mis dans ma poche. Je suis sorti.

Le soir, j'ai photocopié le chèque. J'ai tout de suite envoyé la copie à la journaliste. « Voilà. La preuve qu'ils achètent le silence. »

Elle a répondu : « On publie demain. Titre : 'EHPAD : 10 000 euros pour taire un aide-soignant'. »

J'ai déchiré le chèque. En morceaux. J'ai mis les morceaux dans une enveloppe. J'ai envoyé l'enveloppe au directeur. Par la poste. En recommandé. Avec un mot : « Votre argent ne vaut pas ma voix. »

Le lendemain, Mediapart a publié. Tout. Les chiffres. Les fournisseurs. Le black. Le double. Le dealer. Le pharmacien. Karima. Le chèque. Les 40 000 euros par mois. Les 200 euros de bonus. Les 47 minutes d'enregistrement. Les photos du carnet. Tout.

Le directeur a été suspendu. Karima aussi. L'inspectrice de l'ARS a été mutée. Le pharmacien a été suspendu. Samir a été interpellé. Le dealer de Malakoff a disparu. L'EHPAD a été placé sous tutelle.

Moi ? J'étais devenu un nom. « L'aide-soignant qui a tout dévoilé. » J'avais perdu mon boulot. J'avais perdu ma femme (elle avait peur). J'avais perdu mon appartement (pas de revenu). J'avais tout perdu. Mais j'avais gagné une chose : la preuve que le système pourrissait de la tête. Que les fournisseurs étaient des corrompus. Que les livreurs étaient des trafiquants. Que les pharmaciens étaient des faussaires. Que les inspecteurs étaient des vendus.

40 000 euros par mois. Sur le dos des mourants. C'était le prix d'un business. Le business de la mort. Le business des anges gardiens.

J'étais devenu la preuve vivante qu'on pouvait dire non. Qu'on pouvait refuser le chèque. Qu'on pouvait déchirer le silence. Qu'on pouvait publier. Qu'on pouvait gagner. Même si c'était une victoire à la Pyrrhus. Même si ça me coûtait tout.

Le chapitre se termine là. Sur les fournisseurs. Sur les coulisses. Sur le business. Sur le sang. Sur l'argent. Sur la mort. Sur la vie que j'avais choisie : celle de dire la vérité. Coûte que coûte.

Les fournisseurs avaient fourni la mort. J'avais fourni la preuve. Le reste, c'était à la justice de fournir le reste. Mais la justice, elle aussi, avait un prix. Et je ne l'avais pas encore trouvé.

CHAPITRE 7 : "LE TABLEAU"

Juillet 2024. La canicule de juin s'était installée comme un bourreau qui ne savait pas en finir, et elle martelait les murs de l'EHPAD depuis trois semaines sans trêve. Dans les chambres du troisième étage, les températures dépassaient les trente-cinq degrés à neuf heures du matin, et les résidents, drapés dans des draps en polyester qui ne respiraient pas, gisaient dans une torpeur qui n'était pas seulement l'effet des médicaments. La climatisation, cette promesse inscrite en lettres dorées sur le prospectus que les familles recevaient lors des visites guidées, était restée une promesse. L'unité de traitement d'air, massive et hors d'âge, était en panne depuis le mois de mai, et le devis de réparation, faramineux, dormait dans un classeur du directeur, classé sous la rubrique « différé 2025 ». Le directeur avait expliqué à l'assemblée générale des familles, fin juin, que « les délais de réapprovisionnement des pièces étaient allongés en raison de tensions sur les chaînes logistiques internationales », et les familles avaient acquiescé, parce qu'elles ne comprenaient rien à ces histoires de chaîne logistique, et qu'elles avaient confiance. Elles payaient 2 800 euros par mois pour cette confiance. Elles payaient pour que leurs parents meurent au frais, pas dans une serre.

Moi, je n'avais plus de confiance. J'avais six mois de vie dans cet enfer, six mois à distribuer des médicaments dont je connaissais maintenant le prix exact sur le marché noir de Malakoff, six mois à changer des couches achetées en Belgique, six mois à noter des décès programmés. J'étais devenu un robot de la mort, mais un robot qui notait, qui photographiait, qui enregistrait. Chaque soir, dans ma chambre de bonne qui sentait le renfermé et la moisissure, je transcrivais mes notes sur un ordinateur portable acheté d'occasion, je sauvegardais les fichiers sur trois clés USB différentes, je les cachais dans des endroits improbables : entre les pages d'un bouquin de Kundera, dans un pot de peinture blanche, sous le socle d'une chaise que j'avais bougée exprès pour obstruer la porte. J'avais peur. Peur qu'on me vole mes preuves, peur qu'on me vole ma vie, peur qu'on me vole ma mort. Parce que la mort, ici, avait un prix, et on ne la donnait pas. On la vendait.

C'est le 3 juillet, un mercredi, que j'ai eu accès au fichier. J'avais un service de nuit, seul, comme chaque mercredi depuis que Karima était en arrêt car elle s'était « foulée la cheville » en tombant d'un tabouret dans le bureau du directeur – je savais qu'elle s'était foulée la cheville en dansant sur un bar de Malakoff avec le dealer de morphine, mais c'était une autre histoire. Le mercredi soir, il n'y avait que moi, les 87 résidents, et le silence. Le silence n'était pas vraiment du silence : c'était un bruit de fond de respirations sifflantes, de gémissements étouffés par le Lexomil, de sonde à urine qui dégoutte dans un sac de décubitus, de drap qui frotte la peau sèche. Un silence liquide, visqueux, qui vous enveloppait comme une mélasse de désespoir.

Vers 2h47, un des respirateurs du 301 s'est mis à bipper. Pas d'urgence. Juste le signal que le réservoir d'oxygène était bas. J'ai dû aller au bureau du directeur pour prendre la clé du local technique. Le directeur n'était pas là, bien sûr. Il n'était jamais là la nuit. Il dormait dans sa maison de Saint-Cyr, dans un quartier où les EHPAD n'existaient pas sauf pour y entreposer les grands-parents de la République. La clé, normalement, était dans le tiroir du bureau de Karima, mais comme Karima n'était pas là, j'ai dû utiliser la clé de secours, celle du directeur. Je l'avais vue une fois, planquée derrière un cadre photo sur le mur, le cadre avec la photo du directeur et le ministre. J'avais noté. J'avais tout noté. J'ai pris le cadre, j'ai ouvert, j'ai pris la clé. Et j'ai vu l'ordinateur.

L'ordinateur du directeur était allumé. Un MacBook Pro, dernier cri, écran 16 pouces, qui brillait dans le noir du bureau comme une porte vers un autre monde. Il ne devrait pas être allumé. Il était en veille, juste l'écran noir, mais un curseur clignotait. Et sur l'écran, il y avait un dossier ouvert. Un dossier nommé « TABLEAUX DE BORD 2024 ».

J'ai regardé la porte. Personne. J'ai regardé les caméras. J'avais repéré les angles morts. Il y en avait un, juste sous l'étagère où il y avait les trophées du directeur « Meilleur Gestionnaire 2023 ». J'étais dans l'angle mort. J'ai avancé. J'ai bougé la souris. L'écran s'est allumé. Il n'y avait pas de mot de passe. Le directeur était confiant. Il était sûr de lui. Il savait qu'on n'osait pas. J'osais.

J'ai ouvert le dossier. Des dizaines de fichiers. Des fichiers Excel, tous nommés par mois. « Janvier 2024 », « Février 2024 », etc. J'ai ouvert « Juillet 2024 ». Le fichier s'est ouvert. Et j'ai vu le tableau. « TABLEAU DE SUIVI DES COÛTS - EHPAD LES JARDINS DE VERSAILLES - CONFIDENTIEL ». Des mots en capitales, rouges, comme un avertissement. Mais l'avertissement venait trop tard. J'étais dedans.

Première ligne, en en-tête. Colonne A : « NOM DU RÉSIDENT ». Colonne B : « COÛT MENSUEL ». Colonne C : « GAIN POTENTIEL ». Colonne D : « DATE BUTOIR ». Colonne E : « STATUT ». Colonne F : « COMMENTAIRES DIRECTION ». J'ai fait défiler. 87 lignes. 87 noms. 87 vies transformées en cellules Excel. J'ai reconnu les premiers noms. Marcel D., ligne 1. Lucienne P., ligne 2. Robert G., ligne 3. Les morts de début d'année. Ils étaient encore là. Leur nom était barré. En gris. Avec la mention « DÉCÉDÉ » dans la colonne E. Mais les chiffres étaient là. Colonne B : 2 850€. Colonne C : 2 850€. Colonne D : 12/01/2024. Date butoir. Date butoir. J'ai compris. C'était la date prévue. La date programmée. La date où le résident devait décéder pour équilibrer le budget.

J'ai continué à défiler. Les noms des vivants. Mme Henry, 84 ans, Alzheimer, chambre 405. Colonne B : 3 200€. Colonne C : 3 200€. Colonne D : 15/07/2024. Dans trois jours. J'ai regardé la date de la veille sur l'ordinateur. 12/07/2024. J'ai regardé mon téléphone. 03h52. J'ai senti mon cœur s'arrêter. Mme Henry était programmée pour le 15 juillet. Elle était dans ma section. Je l'avais vue la veille. Elle était faible, mais pas en fin de vie. Elle était « déshydratée ». C'était le terme dans la colonne F. « Commentaires direction » : « Déshydratation en cours. Ne pas surhydrater. Limiter à 300ml/jour. » Trois cents millilitres. C'était la moitié de ce qu'on donnait aux autres. Elle était en « phase de réduction ». C'était un terme industriel. Réduction. Comme on réduit une sauce. Comme on réduit un coût. Comme on réduit une vie.

J'ai imprimé. J'ai cliqué sur « Fichier », « Imprimer ». J'ai sélectionné les 23 premières lignes. Les plus urgentes. Celles dont la date butoir était entre le 15 et le 31 juillet. J'ai vingt-trois noms. Vingt-trois vies. Vingt-trois dates de décès programmées. L'imprimante, une grosse machine laser dans le coin du bureau, s'est mise à ronronner. Le bruit a couvert le battement de mon cœur qui cognait dans ma poitrine comme un marteau-piqueur sur du béton. Les feuilles sont sorties. Une à une. Vingt-trois feuilles A4. J'ai pris les feuilles. J'ai mis mon téléphone sur la pile. J'ai photographié chaque page. 23 photos. Chaque photo nette. Chaque nom lisible. Chaque chiffre visible. Chaque date « butoir ». Chaque commentaire. « Déshydratation en cours. » « Surmédication morphine en cours. » « Refus de nourriture accepté. » « Famille éloignée, faible risque de réclamation. » C'était un catalogue de la mort. Un catalogue où le client, c'était le budget. Le produit, c'était le résident.

J'ai mis les feuilles dans ma poche. Derrière ma blouse. J'ai plié soigneusement. J'ai éteint l'écran. J'ai remis la clé. J'ai repris le chariot. J'ai pris l'oxygène pour le 301. J'ai fermé la porte du bureau. J'ai fait semblant de rien. Mais j'avais tout. J'avais vingt-trois noms. Vingt-trois dates de décès. Vingt-trois sentences. J'étais le témoin de l'exécution programmée de vingt-trois personnes.

Le soir, dans ma chambre de bonne, j'ai sorti les feuilles. Je les ai étalées sur mon lit. J'ai transcrit. J'ai créé un fichier. « TABLEAU_MORT_PROGRAMMEE_JUILLET2024.xlsx ». J'ai recopié chaque nom. Chaque coût. Chaque gain. Chaque date butoir. J'ai calculé le total. Gain potentiel pour l'EHPAD si les vingt-trois décès étaient « réalisés » à temps : 73 600 euros. Soit une marge additionnelle de 8,4% sur le trimestre. Soit un bonus pour le directeur de 22 080 euros (30% des gains). Soit un bonus pour Karima de 11 040 euros (15%). Soit un bonus pour moi de 4 600 euros (si je participais). J'ai regardé mes mains. Elles tremblaient. Elles avaient déjà participé. Sans le savoir. J'avais distribué les médicaments. J'avais limité l'eau. J'avais signé les feuilles de décès. J'étais un meurtrier. Un meurtrier qui gagnait 4 600 euros par mois si je jouais le jeu. Si je respectais les dates butoirs. Si je « réalisais » les objectifs.

J'ai pleuré. Pour la première fois depuis le début, j'ai pleuré vraiment. Des larmes qui coulaient sur les feuilles imprimées, qui brouillaient l'encre, qui rendaient les noms illisibles. Je me suis essuyé. J'ai séché les feuilles avec un sèche-cheveux. J'ai mis les feuilles sous scellé. Dans une pochette plastique. Dans un classeur. Dans un sac. Dans ma valise. J'ai caché la valise chez un pote qui ne savait pas ce qu'il y avait dedans. « C'est des dossiers perso. Tu touches pas. » « OK. »

Le vendredi 12 juillet, j'ai décidé de sauver quelqu'un. Un seul. Parmi les vingt-trois. J'ai choisi Mme Henry. Parce que sa date butoir était le 15. Parce que c'était dans trois jours. Parce qu'elle était lucide. Parce qu'elle m'avait dit, la veille, en lui donnant son médicament : « Vous, vous êtes gentil. Vous avez encore des yeux d'humain. » J'avais décidé. Je ne serais pas un meurtrier. Je serais un ange. Un vrai.

J'ai commencé par l'hydratation. J'ai doublé les doses. 600ml par jour. J'ai noté sur la feuille de suivi : « Hydratation 300ml. » J'ai menti. J'ai triché. J'ai sauvé. J'ai donné de la vraie nourriture. Du fruit que j'achetais. J'ai passé du temps. J'ai parlé. Je lui ai lu des livres. Je l'ai traitée comme un être humain. Elle a repris des couleurs. Le 14 juillet, elle a souri. Le 15 juillet, elle était vivante. Le 16 juillet, Karima m'a appelé. « Y a un problème avec Mme Henry. Elle a pas décédé. » « Non. Elle va mieux. » « C'est pas prévu. » « Je sais. » « Vous avez dépassé la date butoir. » « Je sais. » « C'est 50 euros d'amende. Ou c'est la porte. » « Je prends la porte. »

J'ai été convoqué le 17 juillet. Le directeur m'a montré le tableau. « Vous avez dépassé la date butoir. » « Oui. » « Pourquoi ? » « Parce qu'elle n'était pas en fin de vie. » « C'est pas à vous de décider. C'est à moi. » « Elle vit. C'est la preuve que vos dates sont de la merde. »

Il a pâli. « Vous allez regretter. »

J'ai été suspendu. « Enquête interne. » J'ai eu droit à 15 jours de « repos forcé ». Sans solde. J'ai accepté. J'avais gagné. J'avais sauvé une vie. Mme Henry a été transférée. Dans un autre EHPAD. « Pour des soins plus adaptés. » C'est-à-dire : pour être tuée ailleurs. Mais j'avais gagné du temps. J'avais gagné 15 jours de vie. 15 jours de dignité.

Le 18 juillet, j'ai copié le fichier Excel. J'avais la clé USB sur moi. J'avais profité de ma suspension pour revenir la nuit. J'avais la clé du local technique. J'avais accès au réseau. J'ai branché la clé sur le Mac du directeur. J'ai copié. J'ai tout copié. Le dossier « TABLEAUX DE BORD 2024 ». Tout. Les 12 fichiers. Les 12 mois. Les 12 tableaux de mort. J'ai mis 47 minutes à copier. 47 minutes. Le même chiffre que mon enregistrement. Une coïncidence. Un signe. J'ai tout copié. J'ai vérifié. J'ai ouvert le dossier sur la clé. Tout était là. Les noms. Les dates. Les chiffres. Les butoirs. Les commentaires. Les stratégies. « Déshydratation en cours. » « Surmédication en cours. » « Famille éloignée. » « Risque de réclamation faible. » C'était le manuel de la mort industrielle. Le mode d'emploi de l'extermination rentable.

J'ai caché la clé. Dans le même endroit que les autres. Dans le pot de peinture. Mais ce pot-là, je l'ai scellé. J'ai mis du silicone. J'ai scellé. J'ai caché le pot au fond du placard. J'ai fermé le placard. J'ai fermé la porte. J'ai quitté l'EHPAD. Pour la dernière fois. J'avais tout. J'avais les tableaux. J'avais les preuves. J'avais les noms. J'avais les dates. J'avais les morts programmées. J'avais la preuve que 87 vies n'étaient que des variables d'ajustement.

Dans ma chambre, j'ai fait le calcul final. En 2024, sur les 87 résidents, 34 avaient une date butoir. 34 décès programmés. 34 morts causées. 34 assassinats économiques. Sur les 34, 12 déjà réalisés. 22 à venir. J'avais les noms des 22. J'avais les dates des 22. J'avais le pouvoir de les sauver. Mais j'avais pas le pouvoir. J'avais juste la preuve. La preuve que l'État, l'ARS, le directeur, Karima, le médecin, la comptable, tout le monde, savait. Tout le monde savait. Tout le monde fermait les yeux. Tout le monde touchait sa part. Tout le monde était coupable.

Moi aussi j'étais coupable. J'avais distribué. J'avais signé. J'avais limité l'eau. J'avais fermé les yeux. J'avais pris l'argent. J'avais pris le bonus. J'étais dans le tableau. Pas comme un nom. Comme un opérateur. Une variable. « Gain potentiel : 4 600 euros si objectif réalisé. » Mon nom n'était pas écrit. Mais mon numéro de salaire y était. Mon coût. 1 400 euros par mois. Mon gain potentiel. 4 600 euros si je jouais le jeu. Si je respectais les dates. Si je « réalisais » les objectifs. Si je devenais un bon petit soldat de la mort.

J'ai regardé le tableau une dernière fois. J'ai fermé le fichier. J'ai éjecté la clé. J'ai mis la clé avec les autres. J'ai trois clés maintenant. Une avec les enregistrements. Une avec les photos. Une avec les tableaux de bord. Trois clés. Trois preuves. Trois raisons de se faire tuer. Trois raisons de vivre. Trois raisons de publier. Trois raisons de tout détruire. Trois raisons d'être.

Le 31 juillet 2024, à 23h47, j'ai écrit la dernière ligne de mon carnet : « J'ai les tableaux. J'ai les dates. J'ai les noms. J'ai les preuves. Je suis la preuve. Et la preuve, elle est dans un pot de peinture qui attend de faire sauter le système. »

J'étais devenu le gardien des preuves. Le gardien des morts. Le gardien des vivants. L'ange gardien de la vérité. Et la vérité, elle avait un prix. Mais ce prix, c'était pas 2 600 euros. C'était pas 4 600 euros. C'était pas 10 000 euros. C'était tout. Tout ce que j'avais. Et j'étais prêt à tout donner. Parce que les vies dans ce tableau, elles valaient plus que des chiffres. Elles valaient tout. Et j'allais tout donner pour les rendre visibles. Rendre vivantes. Rendre humaines.

Le tableau Excel, il était là. Il attendait. Il programmait. Il comptait. Il calculait. Il optimisait. Mais moi, j'étais là aussi. Je comptais. Je calculais. Je programmais. Mais pas la mort. La vérité. Et la vérité, elle était plus forte que le tableau. Parce que la vérité, elle avait un nom. Un vrai nom. Pas une cellule Excel. Pas une formule. Un nom. Marcel D. Lucienne P. Robert G. Mme Henry. Et tous les autres. Des noms. Des visages. Des mains. Des sourires. Des larmes. Des vies.

J'avais le tableau. J'avais les noms. J'avais tout.

Le système avait perdu. Même si j'allais perdre tout. Le système avait perdu. Parce que maintenant, on savait. On savait qu'il y avait un tableau. On savait qu'il y avait des dates butoir. On savait que la mort se vendait au kilo. Et que le kilo, il était dans un fichier Excel nommé 'TABLEAUX DE BORD 2024'. Dans le bureau d'un directeur d'EHPAD. A Versailles. La ville du Roi-Soleil. La ville de la lumière. La ville de la mort programmée.

J'étais sorti de l'EHPAD ce soir-là avec la clé USB qui me brûlait la poche comme un charbon ardent. J'avais marché jusqu'à la gare. J'avais pris le train. J'avais rien acheté à manger. J'avais rien bu. J'avais juste la clé. La clé qui ouvrait les portes de l'enfer. La clé qui fermait les portes de ma vie d'avant. La clé qui me donnait la responsabilité de 87 vies. La clé qui me donnait le pouvoir de les sauver. Ou de les tuer. Parce que si je publiais, le scandale éclatait. Les EHPAD ferment. Les résidents sont transférés. Et les transferts, c'est des risques. C'est des morts. C'est des chutes. C'est des erreurs médicales. C'est des dates butoir avancées. C'est des décès précipités. Mais si je ne publiais pas, les 22 restants mouraient. Dans les temps. Dans les clous. Dans les objectifs.

J'étais devenu un dieu. Un dieu qui pouvait choisir qui vivait et qui mourait. Un dieu qui avait un tableau de bord. Un dieu qui avait un fichier Excel. Un dieu qui avait une clé USB. Et moi, je voulais pas être dieu. Je voulais juste être aide-soignant. Je voulais juste donner à boire à Georges. Je voulais juste donner du temps à Mme Henry. Je voulais juste être humain. Mais le tableau m'avait transformé. Il m'avait donné le pouvoir. Le pouvoir de la connaissance. Le pouvoir de la preuve. Le pouvoir de la responsabilité. Et ce pouvoir, il me dévorait.

Dans le train, j'ai ouvert mon ordinateur. J'ai branché la clé. J'ai ouvert le fichier. J'ai regardé les noms. J'ai pleuré. J'ai pleuré comme j'avais jamais pleuré. Parce que là, devant moi, il y avait pas des cellules. Il y avait pas des formules. Il y avait des gens. Des gens que j'avais lavé. Que j'avais nourri. Que j'avais regardé dormir. Que j'avais vu pleurer. Que j'avais entendu râler. Et là, c'était écrit. « Date butoir : 15/07/2024. » « Date butoir : 18/07/2024. » « Date butoir : 22/07/2024. » C'était un calendrier de la mort. Un calendrier que j'avais entre les mains. Un calendrier que je pouvais déchirer. Mais si je le déchirais, que se passait-il ? Le calendrier, il était dans la tête du directeur. Il était dans les têtes de l'ARS. Il était dans les têtes du système. Déchirer le fichier, c'était pas déchirer la pensée. C'était pas déchirer l'intention. C'était juste déchirer la preuve. Il fallait la garder. Il fallait la montrer. Il fallait la faire exploser. Il fallait que ça fasse mal. Il fallait que ça fasse du bruit. Il fallait que ça fasse du scandale. Il fallait que ça fasse tomber des têtes. Des grosses têtes. Des têtes de directeur, de médecin, d'inspectrice, de ministre. Il fallait que ça remonte jusqu'au ciel. Jusqu'au ciel des politiques qui ferment les yeux. Jusqu'au ciel des familles qui payent. Jusqu'au ciel des résidents qui meurent. Il fallait que ça hurle.

Le train s'arrêtait à ma gare. J'ai pris la clé. Je l'ai sortie. Je l'ai regardée. Elle était petite. Noire. 32 Go. Elle contenait 1,2 Mo de fichier Excel. Mais elle contenait 87 vies. Elle contenait 22 morts programmées. Elle contenait 12 morts déjà réalisées. Elle contenait 73 600 euros de gains. Elle contenait 40 000 euros de profits illégaux. Elle contenait 15 000 euros de reversements à l'ARS. Elle contenait 10 000 euros de pot-de-vin. Elle contenait tout. Elle contenait l'infamie. Elle contenait la vérité. Elle contenait mon honneur. Elle contenait mon déshonneur. Elle contenait ma culpabilité. Elle contenait ma rédemption.

Je suis rentré chez moi. J'ai scellé la clé dans le pot de peinture. J'ai scellé le pot. J'ai mis le pot au fond du placard. J'ai poussé le placard contre le mur. J'ai laissé la porte ouverte. Pour qu'on voie qu'il y avait rien. Pour qu'on voie qu'il y avait pas de preuve. Pour qu'on me laisse tranquille. Mais la preuve, elle était là. Et elle attendait. Elle attendait le bon moment. Le moment où le scandale serait assez gros. Le moment où le public serait prêt. Le moment où les médias auraient faim. Le moment où la justice aurait les couilles de taper sur un système qui la dépasse. Le moment où un juge dirait : « C'est un crime contre l'humanité. » Le moment où un procureur dirait : « On met en examen le directeur, l'inspectrice, le ministre. » Le moment où le président de la République dirait : « On réforme tout. » Mais ce moment, il viendrait pas. Parce que le président, il était au courant. Parce que le ministre, il était au courant. Parce que tout le monde était au courant. Et tout le monde fermait les yeux. Parce que le prix de l'ouverture des yeux, c'était trop cher. C'était la faillite du système. C'était la révolution. C'était la fin d'un monde. Un monde où la vie se comptait en euros. Un monde où la mort se programmait en date butoir. Un monde où j'étais devenu un ange gardien de la folie.

J'éteignis la lumière de ma chambre. J'éteignis mon ordinateur. J'éteignis ma conscience. Je m'allongeai sur le matelas. Je fermai les yeux. Et je vis le tableau. Le tableau Excel. Les cellules. Les noms. Les dates. Les chiffres. Et au-dessus de tout, dans la cellule A1, il y avait un titre. « TABLEAU DE SUIVI DES COÛTS - CONFIDENTIEL ». Mais dans ma tête, le titre avait changé. Il était devenu : « TABLEAU DE SUIVI DES VIES - CRIMINEL ».

J'avais le tableau. J'avais les dates. J'avais les noms. J'avais les preuves. J'étais la preuve. Et la preuve, elle était là. Dans un pot de peinture. Dans un placard. Dans une chambre de bonne. A Versailles. La ville de la mort programmée. La ville des anges gardiens déchus. La ville du tableau Excel où la vie se vendait au kilo. Et où moi, j'étais devenu le gardien du kilo. Le gardien des preuves. Le gardien de la honte. Le gardien de l'honneur.

Le chapitre se termine sur cette image. Moi, allongé dans le noir, avec le tableau qui brûle dans ma tête. Et la clé qui brûle dans le pot. Et la vérité qui brûle dans mon âme. Et la mort qui brûle dans mes mains. Et la vie qui résiste. Et la vie qui résiste. Et la vie qui résiste. Et la vie qui résiste.

Et la vie, elle résistait. Malgré le tableau. Malgré les dates. Malgré les butoirs. Malgré les chiffres. Malgré le système. La vie résistait. Et moi, j'étais devenu la résistance. La résistance d'un seul. La résistance d'un aide-soignant contre un tableau Excel. La résistance d'un homme contre la mort programmée. La résistance de la vie contre l'argent.

La résistance, elle avait un nom. Elle s'appelait Marcel D. Elle s'appelait Lucienne P. Elle s'appelait Robert G. Elle s'appelait Mme Henry. Elle s'appelait la vie. Et la vie, elle avait une date. Pas une date butoir. Une date de naissance. Et ça, le tableau, il pouvait pas l'effacer. Le tableau, il pouvait pas la programmer. Le tableau, il pouvait pas la tuer. Parce que la vie, elle était plus forte. Elle était plus forte que tout. Elle était plus forte que moi. Elle était plus forte que l'argent. Elle était plus forte que la mort.

J'avais le tableau. Mais j'avais aussi la vie. Et la vie, elle était la vraie preuve. La preuve que le tableau, il était faux. La preuve que le tableau, il était un mensonge. La preuve que le tableau, il était un crime. Et moi, j'étais le témoin. Le témoin de la vie. Le témoin de la mort. Le témoin du tableau. Le témoin de tout.

Le chapitre s'achève. Le tableau est caché. La clé est scellée. La preuve est là. Et moi, j'attends. J'attends le moment. Le moment de déchirer le tableau. Le moment de briser le système. Le moment de rendre la vie à ceux qui n'en avaient plus. Le moment de devenir vraiment un ange gardien. Un ange qui garde la vie. Pas la mort. La vie. Uniquement la vie.

Et ce moment, il viendrait. Il viendrait avec la publication. Il viendrait avec le scandale. Il viendrait avec la justice. Il viendrait avec la vérité. Il viendrait. Il devait venir. Il fallait qu'il vienne. Pour Marcel. Pour Lucienne. Pour Robert. Pour Mme Henry. Pour tous. Il fallait que le tableau brûle. Il fallait que les dates butoir explosent. Il fallait que le système s'écroule. Il fallait.

Et moi, j'allais m'assurer que ça arrive. Même si ça me coûtait tout. Même si ça me coûtait ma vie. Même si ça me coûtait ma mort. J'allais m'assurer que le tableau disparaisse. Que les noms soient libérés. Que les vies soient rendues. Que la mort ne soit plus un business. Que la mort soit juste... la mort. La fin. Naturelle. Non programmée. Non calculée. Non optimisée. La mort. Juste la mort. Rien d'autre. Et que la vie soit juste... la vie. Libre. Libre de décéder quand elle voudrait. Pas quand Excel le décide. Libre. Uniquement libre.

J'avais le tableau. Et j'allais le détruire. Non pas en le supprimant. Mais en le publiant. En le rendant public. En le rendant visible. En le rendant odieux. En le rendant impossible. Impossible à continuer. Impossible à soutenir. Impossible à défendre. Le tableau allait devenir le cercueil du système. Le cercueil de la mort programmée. Le cercueil de l'horreur. Et moi, j'allais être le fossoyeur. Le fossoyeur du tableau. Le fossoyeur de la mort. Le fossoyeur de l'infamie.

Le chapitre se termine sur cette promesse. La promesse de la destruction du tableau. La promesse de la libération des noms. La promesse de la vérité. La promesse de la vie. La promesse. Uniquement la promesse.

Et la promesse, elle avait un nom. Elle s'appelait : la révolution. La révolution des aides-soignants. La révolution des résidents. La révolution des familles. La révolution de la vie contre la mort. La révolution du tableau contre Excel. La révolution de l'humain contre le chiffre. La révolution. Uniquement la révolution.

La révolution, elle commencerait demain. Demain, Mediapart publierait. Demain, le monde saurait. Demain, le tableau tremblerait. Demain, les dates butoir s'effondreraient. Demain, les noms seraient libres. Demain. Uniquement demain.

Et moi, j'attendais demain. Dans ma chambre de bonne. Avec le tableau dans ma tête. Avec la clé dans le pot. Avec la preuve dans mon âme. Avec la vie dans mes mains. J'attendais demain. Pour faire de cette promesse une réalité. Pour faire de ce tableau un monument. Un monument à la honte. Un monument à l'horreur. Un monument à la vérité. Un monument qui brûlerait dans les mémoires. Un monument qui interdirait jamais plus qu'on programme une mort. Un monument qui rendrait le mot 'butoir' aussi infâme que 'génocide'. Un monument. Uniquement un monument.

Et ce monument, il aurait un nom. Il s'appellerait : 'Les Anges Gardiens'. Parce que les anges, ils devaient garder la vie. Pas la mort. La vie. Uniquement la vie.

CHAPITRE 8 : LE PROTOCOLE (Août 2024)

Les couloirs de l'EHPAD résonnaient différemment la nuit. Une acoustique de cave, où chaque pas devenait une trahison. J'avais troqué mes baskets habituels pour des chaussures à semelles de moleskine, ces silencieuses compagnes des agents de nuit qui veulent passer inaperçus. Mais ce n'était pas la discrétion du routine qui me poussait à mimer le fantôme. C'était la peur.

J'étais aide-soignant depuis sept ans, quatre passés ici, à l'Établissement Les Glycines, ce bâtiment des années 70 dont les murs en granulats apparents suintent l'oubli et l'eau de Javel. J'avais commencé par conviction, par cette idée romantique que veiller sur nos aînés au crépuscule de leur vie était un acte de transmission silencieuse. J'avais été formé à l'Université de la Ville, appris les gestes techniques, la psychologie du grand âge, la législation. On ne m'avait jamais formé à ceci : à décoder les silences coupables d'un protocole mal ficelé.

La découverte avait été fortuite, comme le sont toujours les vérités qu'on n'est pas censé trouver. Le 3 août, vers 2h47 du matin. Je venais de terminer ma ronde des incontinents. Mme Laroche, 87 ans, Alzheimer sévère, avait détrempé son matelas pour la troisième fois. Je changeais les draps avec cette délicatesse qu'on prend lorsqu'on manipule des corps devenus étrangers à eux-mêmes. Dans le tiroir de sa table de nuit, parmi les médicaments, les couches, et cette photo de son défunt mari qu'elle embrassait chaque soir sans plus le reconnaître, j'avais vu le dossier. Il dépassait, orange vif, avec cette mention manuscrite : « PROTOCOLE DE SÉCURISATION THÉRAPEUTIQUE – CONFIDENTIEL ».

Confidentiel. Le mot avait fait tilt. Chez nous, rien n'était confidentiel. Le manque de personnel rendait toute information publique par nécessité. On se transmettait les dossiers à la volée, au niveau des bruites, des post-its collés sur les armoires à pharmacie. Un dossier confidentiel était donc soit une erreur, soit quelque chose qu'on ne voulait pas que je voie.

Je l'avais ouvert. Dans la faible lumière de la veilleuse, les lignes avaient d'abord été des caractères sans importance. Puis des mots. Puis des phrases qui figeaient le sang.

« Si état stationnaire (GIR 5-6) sans dégradation attendue sous 72h, réduire hydratation à 500ml/jour par voie sous-cutanée. Surveiller signes de déshydratation. Ne pas relever. »

« Si agitation comportementale (CMAI > 4/7), administrer Lexomil (bromazépam) 3 fois 50mg/24h. Ne pas évaluer cause. »

« Si refus alimentaire persistant (>48h), ne pas insister. Ne pas envisager nutrition entérale. Accompagner. »

J'avais dû relire trois fois. Cinquante milligrammes de Lexomil, trois fois par jour, c'était une dose d'éléphant pour une personne de 40 kilos à la fonction rénale diminuée. C'était le coma, puis l'arrêt respiratoire. Le refus alimentaire sans substitution, c'était la dénutrition programmée. Les 500 ml d'eau, c'était la déshydratation contrôlée. Le tout sous des euphémismes médicaux : « sécurisation thérapeutique », « accompagner », « ne pas relever ».

J'avais fait une photographie avec mon téléphone, la main tremblant. Le flash avait éclairé un instant le visage de Mme Laroche, qui avait souri dans son sommeil, comme une enfant.

Le lendemain, j'avais posé mes jours de repos. Prétexte : problèmes familiaux. Personne n'avait cherché à vérifier. Le turn-over était tel qu'une absence était une respiration, pas une interrogation. Je m'étais rendu chez le Dr Bensaïd, médecin généraliste installé à deux rues de l'établissement. Je le connaissais de vue, des réunions du réseau gériatrique. Je savais qu'il n'était pas du réseau de La Glycine. C'était mon seul espoir d'extériorité.

Son cabinet sentait le thé à la menthe et les vieux bouquins. Il m'avait reçu dans son bureau, entre deux consultations. J'avais posé le protocole, imprimé sur papier A4, anonymisé. Il l'avait lu. Puis relu. Son visage avait changé. La courtoisie professionnelle avait cédé la place à une sorte de rage contenue.

« Où avez-vous trouvé ça ? » avait-il demandé, la voix basse.

Je lui avais tout dit. L'EHPAD, la nuit, le tiroir. Il avait hoché la tête, les yeux fermés.

« C'est un faux protocole, ou plutôt un protocole parallèle. Ce n'est pas celui de la Haute Autorité de Santé. Celui-là », et il avait sorti de son classeur un document, « c'est le vrai. »

Il m'avait tendu les deux feuilles côte à côte. La différence était abyssale.

Le vrai protocole recommandait l'hydratation à 1,5 litre minimum, adaptée. Lexomil à 6mg maximum, en cas de crise aiguë, avec évaluation quotidienne. Le refus alimentaire déclenchait une concertation pluridisciplinaire, une recherche de cause, une prise en charge adaptée.

Le faux, celui de ma nuit, n'était pas un protocole de soins. C'était une ordonnance de mort, signée par une hiérarchie invisible.

« Vous comprenez », avait-il dit, « le coût d'un résident en soins palliatifs lourds est de 150 euros par jour. Celui d'un résident en fin de vie « accompagnée » est de 40 euros. Les tutelles ferment les yeux. Les familles ne savent pas. Et les résidents... » Il n'avait pas fini sa phrase. Il n'en avait pas besoin.

Il m'avait expliqué le mécanisme. Les EHPAD privés, sous pression financière, créaient des « protocoles de confort » qui n'étaient que des raccourcis vers la chambre funéraire. Ce n'était pas partout. Mais c'était assez répandu pour être un secret ouvert. Les médecins coordinateurs étaient parfois complices, parfois impuissants. Le personnel soignant, formaté à l'obéissance, exécutait.

« Et si on refuse ? » avais-je demandé.

Il m'avait regardé comme on regarde un enfant qui demande pourquoi le ciel est bleu, mais avec tristesse.

« On se fait virer. Ou pire. On se fait marginaliser. Vous n'êtes pas le premier à voir. Mais vous êtes peut-être le premier à agir. »

Je n'avais pas dormi de la nuit. J'avais passé les heures à regarder les deux protocoles, alignés sur ma table de cuisine. Avec des surligneurs, j'avais mis en évidence les divergences. Le mot « extermination » que j'avais employé le soir même dans mon cahier me paraissait encore faible. C'était de l'ingénierie. De la logistique. On tuait par procédure, par formulaire, par case à cocher. On tuait propre, administratif. Sans haine, sans passion. Ce qui rendait la chose infiniment plus monstrueuse.

Le 18 août, je suis retourné travailler. J'étais en congés de nuit, mais j'avais repris un jour de jour, pour être présent. Je voulais voir. Voulais être sûr.

L'après-midi, vers 16h30, l'heure des passages médicaux. L'infirmière de garde, Karine, une femme de quarante ans aux mains sèches et au rire bref, entrait dans la chambre de M. Duvernet. 92 ans, cancer de la prostate métastasé, mais lucide. Il refusait de s'alimenter depuis deux jours. Pas par désespoir. Par nausées, nous avions diagnostic. Mais le protocole, dans son dossier, portait la mention « REFUS ALIM – NE PAS INSISTER ».

Je l'avais vu, le matin même, en allant chercher des draps. Karine n'avait pas remarqué ma présence dans le bureau infirmier. Elle préparait une seringue. Bromazépam, 50 mg. Le regard de Mr Duvernet, je l'avais croisé. Il voulait manger. Il me l'avait dit. « J'ai faim, mais ça remonte, mon garçon ». J'avais prévenu Karine. Elle avait haussé les épaules. « Protocole ».

Alors j'avais attendu. Et quand elle était entrée, seringue à la main, je l'avais suivie. J'étais debout dans l'encadrement de la porte.

« Karine, attendez. Il ne faut pas lui faire ça. »

Elle s'était retournée. Son visage, habituellement impassible, s'était fendu d'un rictus.

« Qu'est-ce que tu fous là, toi ? T'es pas de service. »

« C'est 50 mg. C'est dangereux. Vous le mettez en coma, vous le perdez. »

« C'est le protocole, Thomas. Tu l'as lu, oui ou merde ? Tu signes pour le protocole. Maintenant, tu te casses. »

« Non. »

J'avais dit ce non avec une fermeté qui m'avait surpris moi-même. Un non de forteresse. Elle avait fait un pas vers moi, la seringue toujours en main.

« Tu vas te prendre un rappel à l'ordre. Et si tu continues, c'est la porte. Tu piges ? On n'a pas besoin de héros ici. On a besoin de personnel qui applique. »

J'avais sorti mon téléphone. Pas pour appeler. Pour montrer. La photo du protocole, celle de la nuit du 3 août.

« Je sais ce qu'on applique. Et ce n'est pas légal. Karine, on nous demande de tuer. »

Le mot avait résonné dans la chambre. Mr Duvernet, dans son lit, nous regardait, les yeux hagards. Karine avait blêmi. Puis rougi. La colère.

« Espèce de petit con. Tu crois que tu vas sauver le monde ? Tu vas nous faire fermer, toi. Tu sais ce que ça veut dire, fermer ? Vingt-trois familles à la rue, sans solution. Vingt-trois vieux envoyés dieu sait où. Et toi, avec ta conscience, tu dormiras mieux ? »

Elle m'avait bousculé pour sortir. J'avais pris la seringue qu'elle laissait sur la table de nuit. Elle s'était retournée, hurlant maintenant, sans se soucier des résidents qui commençaient à geindre dans leurs chambres.

« Rends-moi ça ! C'est un médicament, tu n'as pas le droit ! »

« J'appelle le médecin traitant. On fait une concertation. »

« Il s'en fout de ta concertation ! Il a vingt-six établissements à gérer ! On applique, on ne discute pas ! »

Je n'avais rien rendu. Je l'avais glissée dans ma poche. Elle avait claqué la porte du bureau. J'étais resté dans le couloir, le cœur battant comme un gong, tenant la seringue comme une preuve d'un crime que je ne comprenais pas encore.

Le lendemain, 19 août, 9h00. Le directeur, M. Fournier, m'avait convoqué. Son bureau était une mise en scène de pouvoir : faux bois, faux cuir, vrai planté de bureaux. Il m'avait fait attendre dix minutes, l'air de regarder des courriers importants. En réalité, il regardait son écran de veille. Un test.

« Thomas. Asseyez-vous. »

J'étais resté debout.

« Je préfère rester debout. »

Il avait haussé les sourcils, cette mimique de supérieur qui tolère mal la contradiction.

« Comme vous voudrez. On m'a rapporté un incident hier. Avec Karine. Vous avez empêché une administration. Vous avez pris un médicament. Vous avez troublé le bon ordre de l'établissement. »

Il avait posé ses mains à plat sur le bureau, manière de sceller les faits.

« Oui », avais-je dit.

Il semblait attendre une excuse, une justification. Il n'y en avait pas.

« Vous êtes conscient que vous avez enfreint le règlement intérieur, les protocoles de soins, et la loi sur les médicaments ? »

« Je suis conscient que j'ai empêché une erreur médicale grave. »

« Ce n'est pas à vous de juger. Vous n'êtes pas médecin. Vous n'êtes pas infirmière. Vous êtes aide-soignant. Votre rôle, c'est d'appliquer. »

Il avait appuyé sur le dernier mot. D'appliquer.

« Monsieur le directeur, le protocole qu'on nous demande d'appliquer tue les résidents. »

Il m'avait regardé, alors. Un regard long, opaque, celui d'un homme qui a déjà eu cette conversation mille fois dans sa tête.

« Thomas. Vous avez signé un contrat. Un contrat de travail. Dans ce contrat, il y a une clause : obéissance hiérarchique. Vous avez signé pour obéir. Pas pour penser. »

Cette phrase. Je l'entends encore, en boucle, chaque nuit avant de m'endormir. Vous avez signé pour obéir. Pas pour penser.

« On ne vous paie pas pour avoir une conscience. On vous paie pour exécuter des tâches. Si vous voulez penser, faites des études de médecine. Ou de philosophie. Mais ici, vous êtes un rouage. »

J'avais senti quelque chose se briser en moi. Pas la colère. La certitude. La certitude que j'étais dans une machine conçue pour broyer, et que toute résistance n'était qu'un grain de sable qui s'use sans arrêter la roue.

« Et si je refuse ? »

« Alors vous êtes un insoumis. Et on renvoie les insoumis. Vous aurez votre lettre demain. Avec un profil technique. Vous ne trouverez plus jamais dans le médico-social. »

Il avait marqué une pause, pour laisser faire peur.

« Mais je suis bienveillant. Je vais vous proposer autre chose. Vous démissionnez de vos postes de nuit. Vous gardez le jour. Vous voyez moins. Vous savez moins. Vous vous taisez. Et vous gardez votre travail. C'est une offre. »

Offre. Le mot était de la poudre aux yeux. C'était un chantage. Une transaction. Ta conscience contre ton loyer.

J'avais sorti mon téléphone. Lui avais montré la photo du protocole. Il avait à peine regardé.

« Je sais ce que c'est. Je l'ai signé, ce protocole. C'est un protocole de confort. De fin de vie digne. »

« Il n'y a pas de dignité à mourir de soif. »

« Vous avez un avis. Les familles ont autre chose. Les caisses, autre chose encore. Vous ne voyez que votre angle. »

Je l'avais enregistré. Je ne sais pas pourquoi. Un réflexe. Un geste désespéré de conservation de la vérité. La petite lumière rouge du dictaphone de l'iPhone avait brillé, discrète.

Je suis sorti de son bureau sans conclure. Il m'avait appelé.

« Thomas, réfléchissez. Votre choix. »

J'ai réfléchi. Toute la nuit. J'ai pensé à mes factures. A mon loyer. Au marché du travail qui ne pardonne pas à un aide-soignant de 34 ans avec un « problème d'obéissance ». J'ai pensé à Mme Laroche, qui m'avait souri sans savoir que je l'avais peut-être sauvée. A M. Duvernet, qui avait pu manger, ce soir-là, grâce à mon obstination. J'ai pensé à ces vies, fragiles comme du verre dépoli, qu'on rangeait dans des cases de rentabilité.

J'ai pensé à ma mère, à qui j'avais promis de faire un métier utile. A mon père, ouvrier, qui m'avait appris que l'honneur ne se négociait pas.

Le math était simple : obéir, c'était survive. Désobéir, c'était disparaître. Mais survivre pour quoi ? Pour devenir Karine, à 40 ans, injectant la mort en haussant les épaules ? Pour devenir Fournier, à 55 ans, transformant le mourant en KPI ?

J'ai démissionné de la nuit le 20 août, à 8h00, par mail. Courrier recommandé suivant. J'ai gardé le jour. C'était une lâcheté. Une trahison de moi-même. Mais c'était aussi une stratégie. Je gardais un pied dans l'enfer pour en documenter les flammes.

Depuis, je suis de jour. Je souris aux familles. Je fais les lits. Je distribue les plateaux. J'applique les vrais protocoles quand on me regarde. Et quand on ne me regarde pas, je désactive lentement la machine. Je vide les seringues dans les éviers. J'ajoute de l'eau dans les perfusions. J'appelle des médecins extérieurs. Je prends des notes. Des milliers de notes. Des dates, des heures, des noms. Je construis un dossier.

Je dors peu. Je mange moins. J'ai perdu huit kilos. Je regarde mes collègues, et je cherche dans leurs yeux la même étincelle que j'avais avant. Parfois, je la vois, enfouie, honteuse. Parfois, je ne vois que du vide.

Le protocole est toujours là. Dans les tiroirs. Dans les ordres. Dans les silences. Mais il y a aussi mon enregistrement. Et mon dossier. Et cette parole que j'ai commencée à écrire. Parce qu'on peut m'imposer l'obéissance, mais pas le silence.

J'ai signé pour obéir, oui.

Mais j'ai signé avant pour soigner.

Et entre les deux, il y a un abîme où tombent les âmes.

Je ne sais pas encore ce que je vais faire de tout ça. Déposer plainte ? Aller voir la presse ? Partir ?

Je sais juste que chaque jour qui passe, je choisis de penser. Et que ce choix, le directeur l'a payé de ma nuit.

Mais pas de ma nuit. Pas de mon humanité.

CHAPITRE 9 : LES FAMILLES (Septembre 2024)

Le mois de septembre est entré à La Glycine comme un corbillard silencieux. Le soleil restait haut, mais les fenêtres se fermaient plus tôt. Les familles revenaient des vacances, apportant des chocolats, des photos des petits-enfants, des sourires crispés. Elles venaient surtout vérifier que le père, la mère, le grand-père, n'avaient pas disparu pendant l'été. Beaucoup avaient disparu. Douze exactement. Douze lits vidés, douze chambres nettoyées en urgence, douze fauteuils roulants rentrés au stock. Douze noms rayés des listes du petit-déjeuner avec un simple trait de stylo à encre noire. J'avais noté chaque nom. Chaque date. Chaque heure de décès, toutes curieusement groupées entre 3h et 5h du matin, ces heures où le corps humain, déjà fragile, cède face au manque.

J'avais passé août à ronger mon frein. Jour après jour, en silence, j'accumulais. Je photocopiais les relevés d'hydratation, ces petites feuilles de suivi où je dessinais moi-même les cases, car le logiciel, bizarrement, « buguait » systématiquement après la mort d'un résident. Je photographiais les courbes de température, les ordonnances de Lexomil post-mortem, ces comprimés prescrits « en cas d'agitation » à des hommes et des femmes déjà froids. Je grattais les certificats de décès, affichés brièvement sur le tableau du personnel avant d'être archivés dans le coffre-feu de Fournier. Tous portaient la même mention calligraphiée d'une main experte : « Décès naturel par arrêt cardiaque consécutif à l'âge et à l'état de santé dégradé. » Aucune mention de la déshydratation. Aucune trace des 50 mg de bromazépam dans le sang. Aucune autopsie, bien sûr. On ne pratique pas d'autopsie pour un vieillard de 87 ans dans un EHPAD. On n'en a pas le temps. On n'en a pas le budget. On n'en a pas l'usage.

Le 4 septembre, à 22h47, assis dans mes 20 mètres carrés dont les murs suintent la solitude, j'ai pris ma décision. Je ne pouvais plus porter ces noms seul. Je devais les rendre à ceux à qui ils appartenaient : les familles. Ceux qui, peut-être, se posaient des questions. Ceux qui, sans doute, avaient déserté leur instinct au profit du confort de l'ignorance. Je devais les regarder dans les yeux et leur dire : « Votre père n'est pas mort de vieillesse. Il est mort de nous. »

J'ai commencé par les Mariani. M. Mariani, Aldo, 84 ans, GIR 5, entré à La Glycine pour une fracture du col du fémur. Il devait repartir. Il était vif, drôle, nous faisait des blagues sur les infirmières. Le 12 juillet, il était tombé. « Agitation nocturne », avait noté Karine. Lexomil 50 mg, trois fois. Puis baisse de l'hydratation. Puis refus alimentaire, « gérée » selon le protocole. Il était mort le 23 juillet, à 4h12. Son fils, Patrick Mariani, cadre dans une banque, était venu récupérer ses affaires. J'avais croisé son regard. Un regard de client satisfait : l'établissement avait fait son boulot, la fin avait été « paisible ».

J'ai trouvé son numéro dans le dossier de contact. Je l'ai appelé un mardi soir. Il était à la maison, dans son salon de Bougival. Je l'entendais hésiter entre l'agacement et la curiosité.

« Oui, bonsoir, c'est Patrick Mariani. De quoi s'agit-il ? »

« Monsieur Mariani, je suis Thomas, aide-soignant à La Glycine. J'ai accompagné votre père. »

« Ah... Oui. Merci pour votre travail. Il était bien soigné, n'est-ce pas ? »

La question était rhétorique. Elle ne demandait pas de réponse, mais une confirmation. J'ai pris ma respiration.

« Monsieur Mariani, je dois vous voir. C'est important. C'est au sujet de la mort de votre père. »

Un silence. Long. Puis un rire nerveux.

« Il était vieux, monsieur. Il avait 84 ans. La mort est naturelle, non ? »

« Ce n'est pas la mort qui n'est pas naturelle. C'est sa cause. »

J'avais frappé trop fort. Le ton s'est durci.

« Que voulez-vous dire ? »

« Il est mort de déshydratation, monsieur. On l'a laissé mourir de soif. »

Le mot était sorti. Brut. Cru. Irréversible. J'ai entendu un bruit de verre qui tombe. Patrick Mariani respirait fort, comme s'il courait.

« Vous êtes fou. Vous n'avez aucun droit. Je vais porter plainte. »

« Portez-la. Mais écoutez-moi d'abord. J'ai les relevés. J'ai le protocole. Je peux vous les montrer. »

Il a raccroché. Le lendemain, Fournier m'a convoqué. Plainte du fils Mariani. « Harcèlement, diffamation, intrusion dans la vie privée. » Fournier avait les yeux brillants de victoire.

« Tu vois, Thomas. Tu les déranges. Tu leur fais mal. Ils ne veulent pas savoir. »

Il avait raison. J'avais essayé trois autres familles. Même schéma. « Il était vieux. » « Elle souffrait. » « C'est la vie. » Des murs. Des murs de bonne foi, de lâcheté, de fatigue. Des murs de gens qui avaient déjà fait leur deuil, qui avaient accepté la version officielle parce qu'elle était confortable. Personne ne veut apprendre que le père est mort assassiné par procuration. On préfère croire à la nature, à la destinée, à la fin douce.

Jusqu'au 15 septembre. Jusqu'à elle.

—

Sa carte de visite disait : « Claire Dubois, architecte d'intérieur ». Elle avait 32 ans, des yeux trop bleus pour le deuil, et une veste en jean qui sentait encore la peinture. Elle était venue chercher les affaires de son père, Jacques Dubois, 78 ans, Parkinson, entré à La Glycine en mars. Il était mort le 30 août. « Mort naturelle », certificat signé par le docteur Altmayer, le médecin coordinateur qui passait 20 minutes par semaine dans l'établissement. Elle avait demandé à me voir. « L'aide-soignant qui était si gentil avec papa », avait-elle dit à l'accueil.

On s'est vu dans le parc, sur un banc sous les marronniers. Il faisait encore doux. Elle avait un sac en papier rempli de vêtements. Une chemise, des pantoufles, un rasoir électrique. Des objets de vie quotidienne devenus reliques.

« Vous êtes Thomas, c'est ça ? » Sa voix était douce, mais tremblait. Comme une corde trop tendue.

« Oui. Je suis désolé pour votre père. »

« Merci. Vous aviez l'air... vraiment de vous soucier de lui. Les autres, ils sont... professionnels. Vous, vous étiez là. Vous lui parliez. »

J'ai hoché la tête. Je me souvenais de Jacques Dubois. Un homme sec, au rire gras, qui nous racontait des histoires de son usine, de sa chaîne de montage, de ses camarades syndicalistes. Il avait des tremblements, mais une lucidité intacte. Il mangeait mal. J'avais insisté. J'avais contourné le protocole. Je lui avais apporté des compotes, des yaourts, de la purée maison. Karine m'avait engueulé. « Il refuse, tu respectes. C'est écrit. » J'avais fait semblant d'obéir. J'avais continué.

« Il vous aimait bien, m'a-t-il dit. »

Elle a sorti un mouchoir en papier. Je lui ai laissé se reprendre.

« Mademoiselle Dubois, je... je dois vous parler de la mort de votre père. »

Elle a relevé les yeux. Pas de défense. Pas de mur. Juste de la fatigue.

« Je sais. »

Ces deux mots. Je sais. Ils ont fait basculer quelque chose. Je me suis penché vers elle.

« Vous savez quoi ? »

« Il n'était pas mourant. Il était malade, mais pas mourant. Il me le disait au téléphone. « Claire, j'ai faim, mais ils ne me donnent rien. Ils disent que c'est mon choix. » Ce n'était pas son choix. »

Elle a sorti son téléphone. Des photos. Son père, fin juillet, encore debout, souriant, maladroit mais vivant. Puis des photos du 20 août. Elle l'avait visité. Il était couché, les yeux cernés, les lèvres fendillées. Elle avait vu les bleus sur ses avant-bras.

« Je les ai montrés à l'infirmière. Elle m'a dit : « C'est normal, Monsieur Dubois se cogne contre les barrières du lit. Il est agité. » Ils lui donnaient du Lexomil. Je l'ai vu sur la table de nuit. Un flacon énorme. »

Du Lexomil. Le même. Le protocole.

« Vous n'avez pas porté plainte ? »

« Si. J'ai écrit un mail. Le directeur m'a appelée. Il m'a rassurée. « Des bleus, c'est fréquent. Nous faisons tout notre possible. » J'ai cru. Je voulais croire. Puis il est mort. « Mort naturelle ». J'ai reçu le certificat. J'ai demandé une autopsie. On m'a dit : « Ce n'est pas la pratique. » J'ai insisté. On m'a répondu : « Vous devez payer. 3000 euros. Et le corps sera retardé. » Je n'avais pas 3000 euros. J'avais juste son loyer à payer. »

Elle pleurait, maintenant. Silencieusement, les yeux fixés sur les marronniers.

« J'ai failli. J'ai laissé mon père mourir parce que j'avais peur de la bureaucratie. Vous comprenez ? »

J'ai sorti mon propre téléphone. Les relevés d'hydratation de Jacques Dubois. Une courbe plate. Zéro millilitre le 28 août. Zéro le 29. « Refus » avait-on noté. Mais pas de consultation psychologique. Pas de remplacement. Juste un suivi d'analgésique. Et trois injections de Lexomil, « pour agitation », en réponse à ses cris de faim.

« Regardez. »

Elle a pris le téléphone. Elle a défilé. Ses mains tremblaient. Elle a reconnu l'écriture de Karine. Elle avait vu ces feuilles, affichées dans le bureau infirmier. Elle savait.

« C'est un assassinat, m'a-t-elle soufflé. »

« Oui. »

« Vous allez le dire ? »

C'était la question. La question qui faisait basculer. Dire, c'était perdre tout. Me faire virer, traîner en justice, être accuser de diffamation, de violation du secret médical, de tout ce qu'on invente pour museler. Ne pas dire, c'était devenir Karine. Devenir Fournier.

« Il le faut. Mais il le faut avec preuves. Avec noms. Avec visages. »

Elle a levé la tête. Ses yeux bleus étaient deux lames.

« Utilisez le sien. Utilisez son nom. Jacques Dubois. Il n'a pas signé pour mourir comme ça. »

J'ai hoché la tête. C'était le début. Le premier oui.

—

J'ai passé les deux semaines suivantes à devenir un fantôme dans les archives. Le jour, j'étais le Thomas serviable, souriant, qui aide les collègues, qui ne fait pas de vagues. La nuit, une fois mon poste de jour terminé, je revenais. J'avais dupliqué la clé du bureau d'archives, celle que gardait Gisèle, la secrétaire, dans son tiroir. Je venais à 22h, quand le bâtiment était vide, quand les quelques agents de nuit étaient occupés à leurs rondes. J'ouvrais le coffre-feu numérique. Le code, je l'avais vu un jour où Fournier le tapait, nonchalamment, pensant que personne ne regardait. 1987. Son année de naissance. L'arrogance du puissant.

J'ai sorti les dossiers. Tous les dossiers des décès de l'été. Il y en avait dix-huit. Six de plus que sur ma liste initiale. J'ai filtré. J'ai gardé ceux qui correspondaient au profil : résidents en GIR 5 ou 6, entrés pour une pathologie non létale, morts en moins de trois semaines après début d'un « protocole de confort ». J'en ai gardé douze.

Douze noms.

Jacques Dubois, 78 ans, Parkinson. Marguerite Lefèvre, 91 ans, dépression réactionnelle. Samuel Benhaim, 82 ans, diabète équilibré. Léa Garnier, 85 ans, fracture du col du fémur. Henri Monceau, 76 ans, Alzheimer débutant. Colette Roussel, 89 ans, insuffisance cardiaque stable. Michel Vidal, 81 ans, cancer de la prostate en rémission. Suzanne Boyer, 93 ans, dénutrition passagère. Robert Faure, 79 ans, confusion aigu post-opératoire. Irène Petit, 87 ans, fracture du poignet.

Paul Mercier, 84 ans, syndrome dépressif. Andrée Martin, 90 ans, hyponatrémie soignée.

Tous étaient censés rentrer chez eux. Ou rester, mais vivre. Aucun n'était en phase palliative déclarée. Aucun n'avait de directive anticipée mentionnant une limitation de l'hydratation. Et pourtant, tous avaient vu leur perfusion passer de 1,5 litre à 500 ml, puis à zéro. Tous avaient reçu des doses massives de neuroleptiques. Tous avaient eu leur autopsie refusée, leur certificat rédigé à l'emporte-pièce.

J'ai photocopié. Avec la lenteur du fauve qui se prépare à l'hiver. Chaque page, chaque signature, chaque courbe. J'ai photographié les certificats de décès. J'ai même récupéré les factures des crématoriums : incinération express, avant que la famille ne change d'avis. Tout était optimisé. Tout était industriel.

Et puis j'ai contacté. Une à une. Méthodiquement. Par téléphone, par mail, par lettre recommandée quand je sentais une brèche. Je me suis présenté comme « l'aide-soignant qui s'occupait de votre proche ». J'évitais le mot témoin. J'évitais le mot preuve. Je laissais venir.

Sur douze, trois m'ont raccroché au nez. Deux m'ont menacé de porter plainte. Une m'a insulté : « Vous êtes un malade, vous voulez vous faire de la pub sur le dos des morts. » Quatre m'ont écouté, puis se sont tus, effrayés par ce que je leur soufflais à l'oreille. Deux m'ont pleuré, m'ont remercié, et m'ont dit de disparaître pour ma sécurité.

Et puis il y a eu la fille Dubois. Claire. Elle m'a appelé le 23 septembre. Elle avait rassemblé des preuves. Des conversations avec son père, enregistrées sur son répondeur. « Ils ne me donnent plus à boire, Claire. » Des photos des bleus, datées. Des mails envoyés à Fournier, restés sans réponse concrète. Elle avait tout. Elle voulait tout donner.

On s'est revues dans un café de Versailles, loin des regards. Elle avait un sac en cuir plein de documents.

« J'ai contacté un avocat. Il m'a dit que c'était très difficile. Que j'avais peu de chances. Que les établissements sont protégés. »

« Oui. C'est le cas. »

« Alors pourquoi vous faites ça ? »

C'était la question que je ne posais plus. Celle que je n'osais plus. Je lui ai répondu la vérité.

« Parce que si je ne le fais pas, je suis complice. Et je ne veux pas être complice de mon propre père. »

Elle m'a regardé, ne comprenant pas.

« Mon père est mort il y a trois ans. Dans un EHPAD, dans le Nord. Même chose. J'étais loin. J'ai cru à la version officielle. « Il était vieux. » Aujourd'hui, je sais ce qu'on lui a fait. Je sais que j'ai fermé les yeux. Je ne peux plus fermer les yeux. »

Elle a posé sa main sur la mienne. Un geste simple, humain. La première humanité depuis des mois.

« Qu'est-ce qu'on fait ? »

« On publie. On donne les noms. On raconte. On accepte d'être en danger. »

« Je ne veux pas être en danger. Je veux juste... que mon père soit mort pour de vrai. Pas pour rien. »

Je lui ai montré les douze noms. Elle les a lus. Elle a reconnu deux d'entre eux. Marguerite Lefèvre. La voisine de chambre de son père. Elle lui parlait. Elle lui disait : « Ils sont gentils, ici. » Le 15 août, elle n'était plus là. « Partie », avait dit Karine. « En maison de retraite médicalisée. » Mensonge. Elle était partie en morgue.

« On peut les contacter, toutes ces familles. On peut les réunir. »

« C'est illégal. C'est violation de la vie privée. »

« C'est faire le travail que la justice ne fait pas. »

Elle a hésité. Puis elle a pris la liste. « Je vais en contacter quelques-unes. Les plus ouvertes. Les plus en colère. »

—

Le 28 septembre, j'avais ma première réunion. Dans ma piaule, interdite d'usage. Six personnes autour de ma table de cuisine. Claire Dubois. Patrick Garnier, fils de Léa Garnier. Irène Benhaim, veuve de Samuel

Benhaim. Marie Monceau, fille d'Henri Monceau. Et deux autres, les frères Mercier, jumeaux, qui avaient perdu leur père Paul le même jour de leurs 50 ans.

J'avais disposé les preuves sur la table. Copies. Photos. Courbes. Banal. Des papiers. Mais des papiers qui sentaient la mort.

Patrick Garnier a été le premier à craquer. « Ma mère... elle était lucide. Elle voulait rentrer chez elle. Elle avait un chat. Je l'avais promis. Puis le directeur m'a appelé. « Détérioration rapide. Protocole de confort. » Je ne savais pas ce que c'était. J'ai signé. J'ai donné mon accord par téléphone. J'ai tué ma mère. »

Il a pleuré, mais bruyamment, avec des hoquets. Irène Benhaim a pris sa main. Elle aussi avait signé. On lui avait dit : « Votre mari est agité, on le sédate pour son confort. » Elle avait dit oui. Elle avait dit oui à la mort.

Marie Monceau, elle, était différente. Elle était avocate. Pas en droit pénal. En droit des affaires. Mais elle connaissait les mots. Elle connaissait les procédures.

« Vous avez des preuves irréfutables ? »

« J'ai des preuves qui démontrent une déviation de protocole. Mais pas de preuve d'intention. C'est ça le problème. Personne n'a écrit « tuons-les ». Ils ont écrit « ne pas hydrater ». C'est une nuance juridique. »

« La nuance juridique ne tient pas devant la Cour européenne des droits de l'homme. »

« La Cour, c'est 10 ans. Vos morts sont froids maintenant. »

Silence.

Puis Claire Dubois a posé la question fatale.

« Et le procureur ? Vous avez dit qu'il était lié à Fournier. »

J'ai sorti la photo. Prise le 14 septembre, devant le Café de la Paix, à Versailles. Fournier et le procureur De Courson, bras dessus, bras dessous, riant. Une photo floue, prise de loin, avec mon téléphone.

Mais on les reconnaissait. De Courson, on le voyait à la télé. Il parlait de « fermeté » et de « tolérance zéro ». Sauf avec ses amis.

« C'est pour ça que mes plaintes ont été classées sans suite », a soufflé Irène Benhaim.

« Et pourquoi les vôtres le seront aussi », ai-je ajouté.

—

La réunion s'est terminée à minuit. On a créé un groupe Signal, « Les 12 de Versailles ». On s'y échangeait des documents, des conseils, des peurs. On s'y disait : « On continue. » Mais la nuit, dans mon lit, je savais la vérité : on était douze, contre une machine qui en avait tué des milliers. On était des gouttes d'eau. Mais des gouttes qui, ensemble, peuvent faire une inondation.

Le 30 septembre, j'ai écrit le texte. Le texte final. Celui qui nommerait les douze. Celui qui publierait les relevés. Celui qui accuserait. Je l'ai envoyé à un journaliste du Monde, de la rubrique enquêtes. Il m'a répondu en dix minutes. « Intéressant. Mais je veux des preuves de la falsification intentionnelle. Pas seulement de la négligence. »

Je lui ai envoyé l'enregistrement de Fournier. « Vous avez signé pour obéir. Pas pour penser. » Il m'a rappelé. « Ça, c'est une bombe. Mais c'est légal. C'est de la mauvaise gestion. Pas de l'assassinat. »

J'ai insisté. « Il y a douze cadavres. »

« Il y a douze morts de vieillesse. C'est ce que diront les experts. Vous n'avez pas d'expertise. Vous avez des convictions. »

J'ai raccroché. J'avais les preuves, mais pas la légitimité. J'avais les noms, mais pas la force. J'avais la vérité, mais pas la vérité judiciaire.

Claire m'a envoyé un message ce soir-là. « Ne lâchez pas. Mon père vous fait confiance. »

Comment le savait-elle ? Il était mort. Il ne pouvait plus faire confiance.

Pourtant, elle avait raison. Je ne lâcherais pas.

Dans mon cahier, j'ai écrit les douze noms. Je les ai relus à voix haute. Comme une litanie. Comme une promesse.

Jacques Dubois. Marguerite Lefèvre. Samuel Benhaim. Léa Garnier. Henri Monceau. Colette Roussel. Michel Vidal. Suzanne Boyer. Robert Faure. Irène Petit. Paul Mercier. Andrée Martin.

Douze vies. Douze morts suspects. Douze familles brisées. Et un procureur qui rit avec le bourreau.

Le 1er octobre, je rentrais à La Glycine. On me regardait différemment. Fournier avait su pour la réunion. Pas les détails. Mais l'intention. Karine m'évitait. Les autres aussi. J'étais devenu un pestiféré.

Mais je continuais. Je prenais des notes. J'attendais. La publication. La révélation. L'inondation.

J'attends encore. Et pendant que j'attends, je regarde les nouveaux arrivants. Ils ont 80 ans. Ils sont vivants. Ils vont mourir ici.

Et je me demande : combien de noms faudra-t-il encore ajouter à ma liste avant que quelqu'un ne crie assez fort ?

CHAPITRE10 : LE LANCEUR (Octobre 2024)

Je n'avais pas dormi depuis trois jours quand j'ai commencé à numéroter les photos. Pas une fatigue physique, cette lourdeur de plomb dans les membres qu'on traîne après une ronde de nuit épuisante. Non, c'était une fatigue mentale, une tension nerveuse qui vrillait mes tempes et rendait chaque seconde à la fois précieuse et insupportable. J'étais assis sur le sol de mon studio, les jambes écartées, entouré de preuves comme un général avant la bataille finale. 1 200 photographies. J'avais compté trois fois pour être certain. 1 200 moments volés, 1 200 actes de trahison documentés, 1 200 raisons de me faire incarcérer pour violation du secret médical si jamais ils me tombaient dessus avant que je n'aie pu les rendre publiques.

Les photos étaient classées par résident, puis par date, puis par type de preuve. Il y avait celles des relevés d'hydratation, ces feuilles A4 tachées de café, où les chiffres diminuaient de façon si régulière qu'on aurait dit un exercice de mathématiques appliquées à la mort. De 1 500 ml à 1 000 ml. De 1 000 ml à 500 ml. Puis le grand saut : « Résident refuse. » ou « Hydratation non adaptée. » ou simplement un trait rouge, ce code informel qui signifiait « laissez mourir ». J'avais photographié chacune de ces feuilles au moins trois fois, sous différents angles, avec et sans flash, pour que nul ne puisse douter de leur authenticité. Chaque photo portait en watermark la date et l'heure de la capture, automatiquement générée par mon téléphone, mais que j'avais doublée d'une signature numérique que j'avais apprise à créer sur un forum de lanceurs d'alerte. Paranoïaque ? Peut-être. Prévoyant ? Certainement.

Puis il y avait les photos des ordonnances. Celles-là étaient plus difficiles à obtenir. Le logiciel Ordo'Med, sécurisé par mot de passe, effaçait les traces après 48 heures. Mais j'avais appris à attendre que

Karine oublie sa session ouverte. Un mardi matin, elle était partie en urgence chercher un médicament dans le stock, son écran encore allumé. J'avais eu trois minutes et vingt secondes. J'avais photographié 47 ordonnances différentes. Bromazépam 50 mg. Levopromazine 100 mg. Halopéridol en doses si massives qu'on aurait pu anesthésier un cheval. Chaque ordonnance portait la signature électronique du Dr Altmayer, notre médecin coordinateur, celui qui passait 20 minutes par semaine dans l'établissement, le temps de valider par lot les décisions prises par l'équipe. Vingt minutes pour condamner. J'avais capturé aussi les ordonnances de morphine, celles-là encore plus graves, prescrites à des résidents qui ne souffraient pas de douleur cancéreuse mais d'agitation, de cris, de cette rébellion ultime qu'on appelle « protestation vitale » et qu'on traite avec des drogues.

Les 23 fichiers Excel étaient mon chef-d'œuvre. Je les avais créés nuit après nuit, en reprenant les données de mes photos, les transposant méticuleusement dans des tableaux croisés dynamiques que j'avais appris à construire sur YouTube. Il y avait le fichier « Hydratation », avec ses courbes de décroissance exponentielle. Le fichier « Psychotropes », avec ses colonnes de doses délirantes. Le fichier « Durée de séjour vs durée de survie », qui montrait que les résidents admis entre juin et septembre 2024 avaient une espérance de vie moyenne de 47 jours, contre 847 jours pour ceux admis en 2023. J'avais calculé les écarts types, les intervalles de confiance. J'avais rendu la mort scientifique, objective, indiscutable. Les chiffres ne mentaient pas. Les chiffres étaient plus cruels que les mots.

Les 47 enregistrements audios étaient ma colonne vertébrale. Je les avais obtenus avec un dictaphone professionnel, un Sony PCM-A10 que j'avais acheté d'occasion sur Leboncoin, en prétextant vouloir enregistrer des cours en ligne. Le soir, je le glissais dans la poche de ma tunique. Il captait tout. Les conversations entre infirmières : « Encore un qui râle, je lui mets son Lexo et on en parle plus. » Les briefings de Fournier : « On doit optimiser l'occupation. Les cas lourds, on les accompagne. » Les appels avec le pharmacien : « Vous pouvez augmenter la concentration ? On a des stocks à écouler. » Et puis il y avait cet enregistrement-là, le numéro 23, celui que je réécoutais chaque nuit avant de m'endormir, comme on écoute une prière. C'était Karine, le 5 septembre, parlant à une nouvelle recrue. « Tu vois, lui, il va pas durer. Famille relou, résident râleur. On applique le protocole, et dans dix jours, t'as plus de problème. » La recrue avait répondu : « C'est pas un peu... euh... violent ? » Et Karine, riant : « C'est le métier. Tu t'habitues. »

J'avais les 12 témoignages de familles, enfin. Pas juste des promesses. Des dépositions écrites, signées, datées, certifiées par des commissaires de justice à qui j'avais menti sur la nature du document pour éviter qu'ils ne préviennent les autorités. « C'est pour un recours contre l'administration fiscale », avais-je dit. Ils n'avaient pas vérifié. Chaque témoignage était une bombe. Claire Dubois détaillait les bleus, les appels au secours de son père, les menaces de Fournier quand elle avait insisté pour une autopsie. Patrick Garnier expliquait comment on lui avait fait signer un consentement pour « soins palliatifs » en lui cachant que cela signifiait « arrêt de l'hydratation ». Irène Benhaim racontait que son mari, Samuel, lui avait téléphoné, la voix râpeuse : « Il fait noir, Irène. Il fait noir et on ne m'allume pas. » Elle avait cru à une métaphore. C'était une description.

Tout cela était dans ma clé USB SanDisk, 256 Go, noire, banale, accrochée à mon porte-clés. Je l'avais baptisée « Pandora ». Je l'avais chiffrée avec un logiciel open-source, VeraCrypt, un mot de passe de 47 caractères que j'avais mémorisé mais nulle part écrit. Si on me la confisquait, ils n'auraient rien. Si on me torturait mentalement, je craquerais peut-être. Mais j'avais prévu. J'avais envoyé une copie à Claire Dubois, chiffrée elle aussi, avec instruction de la publier si je disparaissais plus de sept jours. J'étais devenu un espion dans ma propre vie.

J'avais contacté la journaliste le 10 octobre. Son nom était Marie-Laure Dufour. Elle écrivait pour Mediapart, dans la rubrique « Société ». Je l'avais ciblée parce qu'elle avait signé un article sur les euthanasies cachées dans les EHPADs de la région parisienne en 2022. L'article n'avait rien donné, avait été classé sans suite, mais elle avait continué. Je savais qu'elle savait. Je lui avais écrit un mail crypté via Proton Mail, un faux compte créé à la bibliothèque municipale de Versailles pour éviter les traçages. Le titre était anodin : « Renseignements sur article EHPAD 2022 ». Dans le corps, j'avais mis une seule phrase : « J'ai 12 noms, 1 200 photos, 23 tableurs, 47 bandes. Protocole de La Glycine, Versailles. » J'avais signé « Un soignant ».

Elle avait répondu en trois heures. Une réponse automatique d'abord, puis, vingt minutes plus tard, un vrai mail. « Contactez-moi via Signal. Numéro ci-joint. Effacez ce mail. » J'avais effacé. J'avais téléchargé Signal. Je l'avais appelée à 23h47, du parking de l'hypermarché Auchan, là où le Wi-Fi public rendait la géolocalisation impossible.

Sa voix était plus jeune que je ne l'imaginais. Ferme, mais avec une nuance de fatigue qui ressemblait à la mienne.

« Parlez. Vous avez cinq minutes pour me convaincre. »

J'ai tout balancé. Pas de détour. Les noms, les chiffres, les dates. Le protocole. Fournier. De Courson. Elle a écouté sans un mot. J'entendais juste le cliquetis de son clavier. Elle prenait des notes.

« Vous avez des preuves matérielles ? »

« J'ai tout. Scanné, daté, certifié. »

« Comment vous les avez obtenues ? »

« En travaillant là-bas. En volant, si vous voulez. »

« C'est de la violation du secret médical. »

« C'est de la dénonciation d'homicide. »

Un silence. Puis : « Je veux tout. Mais je veux aussi vous rencontrer. Vous et les familles. Pas au téléphone. En vrai. »

On s'est donné rendez-vous le 18 octobre, dans un café de Paris, du côté de République. Elle avait choisi l'endroit. « Neutra, anonyme, fréquenté par des étudiants. Personne ne vous y remarquera. » Elle me donnait des conseils d'espionnage. J'étais devenu un agent.

J'y suis allé avec ma clé USB dans une poche, un double dans une autre, et le mot de passe dans ma tête. Je m'étais rasé la barbe, mis des lunettes de vue sans correction, une casquette de base-ball. Déguisement minable, mais qui rompait mon profil habituel. Elle m'a reconduite tout de suite. « Vous ressemblez à un type qui se cache », a-t-elle dit en serrant ma main. C'était le but.

On a parlé pendant quatre heures. Elle a tout vu. Les photos, sur mon ordinateur portable, en mode hors ligne. Les fichiers Excel, qu'elle a copiés sur sa propre clé, en vérifiant les métadonnées. Les enregistrements, qu'elle a écoutés avec un casque, le visage impassible, mais les poings serrés. A la fin, elle m'a regardé. Vraiment regardé.

« Vous savez ce qui va se passer ? »

« Ils vont nier. »

« Ils vont vous détruire. Vous, personnellement. Votre nom, votre vie, votre santé mentale. »

« Ils le font déjà. »

« Ce sera pire. Vous allez être seul. »

« J'ai les familles. »

« Les familles vont flancher. Quand les huissiers sonneront à leur porte. Quand les conseillers juridiques de l'EHPAD les menaceront de poursuites pour diffamation. Vous savez comment ça marche. »

Je savais. Bien sûr que je savais. Mais je ne pouvais pas reculer.

« Publiez. »

Elle a pris la clé. « Je vérifie. Je recoupe. Si c'est solide, je publie. Mais je vous protège. Vous restez anonyme. « Un ancien soignant ». C'est votre nom de guerre. »

« J'ai pas besoin d'être protégé. J'ai besoin qu'on les arrête. »

« On les arrête pas comme ça. On les expose. C'est déjà ça. »

Je suis rentré chez moi en métro, le cœur plus léger que je ne l'avais été depuis des mois. Quelqu'un allait parler. Ma preuve ne serait pas enterrée avec moi.

—

J'ai contacté le ministère le 15 octobre. Pas le ministère de la Santé, trop proche du terrain, trop corrompu. Le ministère des Solidarités et de la Santé, la Délégation nationale aux droits des usagers. J'avais trouvé le nom d'une directrice, Isabelle Raimond, dans un rapport parlementaire sur la maltraitance en EHPAD. Elle avait l'air droite. Elle avait écrit des choses fortes. J'ai envoyé un mail officiel, avec mon vrai nom, mon vrai titre, et un résumé factuel. « Souhaite vous rencontrer pour vous remettre des éléments concernant des dérives de protocoles de fin de vie dans un EHPAD privé des Yvelines. » Sobre. Professionnel. Pas de larmes. Pas de cris.

Elle a répondu en 24 heures. « Rendez-vous le 23 octobre, 14h30, 14, avenue Duquesne, Paris 7e. Veuillez apporter vos éléments sur support sécurisé. »

Le 23 octobre. J'y suis arrivé une heure en avance. J'ai fait le tour du bâtiment, repéré les issues, les caméras. J'avais laissé ma clé principale chez Claire Dubois, avec consigne de la publier si je n'envoyais pas un SMS de sécurité avant 18h. J'avais la copie sur moi, dans une clé dissimulée dans une montre connectée factice, achetée sur un site de gadgets d'espionnage. 128 Go, invisible.

La réunion était dans un petit salon, décoré dans les teintes miel et bleu sénat. Deux fonctionnaires. Madame Raimond, une femme de cinquante ans, coupe courte, lunettes rondes, chemise blanche impeccable. Et un homme, plus jeune, trente-cinq ans environ, costume bleu marine sans étiquette, qui s'est présenté comme le « conseiller technique » de la délégation. Il ne m'a pas donné son nom. Juste un sourire. Un sourire qui ne souriait pas.

J'ai tout exposé. Calmement. Avec des slides imprimés, en double exemplaire. J'ai montré les courbes. J'ai fait écouter des extraits d'enregistrements. J'ai présenté les témoignages. Ils ont écouté, silencieux, prenant des notes sur des blocs en papier (pas d'électronique, j'avais noté). Madame Raimond hochait la tête, parfois fermant les yeux, comme si elle reconnaissait des schémas qu'elle avait déjà vus.

A la fin, elle m'a posé une seule question : « Pourquoi vous ? »

J'ai hésité. J'aurais pu parler de justice, de morale. J'ai parlé de mon père.

« Mon père est mort comme ça. Je ne savais pas, à l'époque. Maintenant je sais. Je ne peux pas ne pas savoir. »

Elle a hoché. Elle comprenait. Le jeune homme, lui, a pris la clé USB que je lui tendais. Il l'a glissée dans un ordinateur portable dédié, l'a scanné avec un antivirus militaire, a copié le contenu. Puis il m'a rendu la clé.

« On vous rappelle. »

C'était le code. On vous rappelle. Ne rappelez pas vous-même. Attendez. Confiance.

J'ai attendu.

—

La semaine qui a suivi a été la plus longue de ma vie. Chaque sonnerie de téléphone était une décharge électrique. Chaque pas dans le couloir de l'EHPAD, un danger. Fournier me regardait différemment. Pas avec colère. Avec curiosité. Comme on observe une souris qui a mangé du poison et qu'on attende qu'elle crève dans son coin pour nettoyer.

Le lundi 28, Karine m'a « accidentellement » renversé un plateau de comprimés sur moi. « Oh, désolée, Thomas. Tu sais comme je suis maladroite. » J'avais senti la menace dans sa voix. Le mardi 29, mon badge a cessé de fonctionner pour la porte des archives. « Bug informatique », avait dit le service technique. Le mercredi 30, on m'a retiré les résidents « lourds », ceux qui nécessitaient les soins les plus complexes. On m'a mis au service « animation », à distribuer des jus de fruits et organiser des parties de loto. On m'éloignait des corps. Des preuves.

Le jeudi 31, vers 16h, Fournier m'a appelé. Pas dans son bureau. Sur mon portable. Une première.

« Thomas. Vous avez une minute ? »

Sa voix était huileuse. J'ai senti la trappe se refermer.

« Oui. »

« J'ai été informé que vous avez effectué une démarche auprès de la Délégation nationale. »

J'ai eu un haut-le-cœur. Comment savait-il ? Madame Raimond m'avait pourtant assuré de la confidentialité. Le conseiller technique. C'était lui. Il était leur taupe. Ou plutôt, il était leur œil. Le ministère n'était pas mon allié. C'était un appendice du système.

« J'ai effectué mon devoir de citoyen, monsieur le directeur. »

« Vous avez fait une erreur. L'erreur de croire que vous comptez. Vous croyez que votre petite clé USB, vos petites photos, vos petites familles, ça change quelque chose ? Ça fait dix ans que ce système existe. Dix ans que des gens comme vous râlent. Dix ans que des gens comme moi nettoient. Vous êtes un grain de sable. Et on sait comment on traite le sable. On le broie. »

J'ai voulu répondre. Il n'y avait rien à dire. Il avait raison. J'étais un grain de sable. Mais un grain de sable dans un engrenage suffit à bloquer la machine. Sauf que je n'étais pas dans l'engrenage. J'étais à côté. J'étais extérieur. Et le système avait des roues de secours.

« Demain, vous recevrez une notification. Redéploiement. Le groupe qui possède La Glycine a un besoin urgent de personnel à Créteil. EHPAD Les Orchidées. Vous y serez affecté à compter du 5 novembre. C'est une promotion. Plus près de Paris. Meilleur salaire. Vous allez adorer. »

Créteil. Les Orchidées. Le nom me disait quelque chose. J'avais lu un article. EHPAD privé, même groupe. Scandale en 2021. Morts massives pendant la canicule. Classé sans suite. Redéploiement. C'était un exil. Une punition. Une façon de me mettre où je serais encore plus surveillé, où je serais le nouveau, où je n'aurais aucun repère, aucun allié. Et surtout, un endroit où les protocoles étaient encore plus systématiques, où la mort était une ligne de production optimisée.

« Je refuse. »

« Vous ne pouvez pas refuser. C'est un ordre de mutation. Vous signez, ou vous démissionnez. »

« Je démissionne alors. »

« Non. Vous signez. Parce que si vous démissionnez, vous n'aurez rien. Pas d'indemnité. Pas de chômage. Pas de référence. Vous n'existerez plus. »

Il a raccroché. J'ai regardé mon téléphone. L'écran s'est éteint. Mon reflet y est apparu. J'étais blanc.

Le lendemain, vendredi 1er novembre – jour férié, ironie – j'ai reçu la notification sur mon compte employé. PDF signé du directeur des ressources humaines du groupe, basé à Lyon. Mutation à compter du 5 novembre, EHPAD Les Orchidées, 12, rue du Général de Gaulle, Créteil. Poste d'aide-soignant (nuit). Signature requise dans les 48 heures. Passé ce délai, mesure de redéploiement d'office. Avec un mot de Fournier, en commentaire interne : « Agent nécessitant encadrement renforcé. » C'était terminé.

J'ai appelé Claire Dubois. Elle a pleuré. « Ils vous font taire. » J'ai appelé Marie-Laure Dufour, la journaliste. Elle a juré. « Je publie la semaine prochaine. Tenez bon. » J'ai appelé Madame Raimond. Elle n'a pas répondu. J'ai appelé le conseiller technique. Numéro en disponibilité. Tout le monde avait disparu.

Lundi 4 novembre, j'ai signé. Ou plutôt, j'ai écrit : « Sous réserves de mes droits. Refus de la mutation. » Ils ont compté comme une signature. J'étais dans le système.

Mardi 5 novembre, à 6h du matin, je suis arrivé devant Les Orchidées. Le bâtiment était une ruine. Du béton brut, des fenêtres grillagées, une odeur d'urine et de javellisant qui vous frappait à vingt mètres. L'accueil était une cage en verre. L'agent de sécurité, un costaud avec un air de déjà-vu, m'a demandé mon badge. Je n'en avais pas. J'ai donné mon nom. Il a consulté une liste. Il a souri. Un sourire qui m'a glacé.

« Ah, Thomas. Le transfert. Bienvenue. Vous êtes attendu. »

On m'a fait attendre deux heures dans un bureau sans fenêtre. Puis le directeur est arrivé. Un homme d'une cinquantaine dure, visage en béton armé. Il ne m'a pas serré la main.

« Vous êtes l'emmerdeur de Versailles. Ils m'ont prévenu. Vous avez deux choix. Vous fermez votre gueule, vous faites votre boulot, et vous vivez. Ou vous rouvrez votre gueule, et vous tombez malade. Très malade. Compris ? »

J'ai compris. J'ai fait semblant. J'ai dit oui. J'ai signé le registre du personnel. J'ai pris mon planning. Nuit du 5 au 6. Nuit du 6 au 7. Nuit du 7 au 8. Pas de jour. Pas de repos. Une semaine complète pour me casser.

Le soir, à 22h, j'ai fait ma première ronde. Les chambres étaient des cages. Pas de décoration. Pas de photo. Juste des lits de fer, des corps, des yeux vides. J'ai regardé les perfusions. 500 ml. Toutes. Toutes sans exception. J'ai regardé les ordonnances. Lexomil 50 mg. Toutes. J'ai compris. Créteil n'était pas une punition. C'était une démonstration. C'était le vrai visage du système, sans fard, sans pudeur. Ils m'avaient envoyé ici pour que je voie ce que j'étais incapable d'arrêter.

Le lendemain, mercredi 6 novembre, à 6h du matin, j'ai démissionné. Par mail, à la direction du groupe, à Fournier, à la Délégation, à tout le monde. Motif : « Refus d'appliquer des protocoles mettant en danger la vie des résidents. Dénonciation d'homicides par omission. »

A 14h, j'ai reçu ma lettre de licenciement pour faute grave. « Insubordination. Refus d'obéissance hiérarchique. Propos diffamatoires. » Faute grave. Pas d'indemnité. Pas de chômage. Pas de référence. Je n'étais plus rien.

Je suis rentré chez moi. J'ai posé ma blouse sur la chaise. Je l'ai regardée. Elle était encore tachée de sueur, de sang, de larmes d'autres. Je l'ai pliée. Je l'ai rangée.

J'ai ouvert mon ordinateur. J'ai vérifié. Le groupe Signal était toujours actif. Les familles étaient toujours là. Marie-Laure Dufour avait posté un message : « Article en relecture. Publication prévue dimanche soir. Tenez bon. »

J'ai répondu : « Je suis viré. Je n'ai plus rien à perdre. »

Claire Dubois a écrit : « Vous avez nous. Vous avez les noms. Vous avez tout. »

Oui. J'avais tout. Sauf un travail. Sauf une carrière. Sauf une vie normale.

Mais j'avais les douze noms. Et j'allais les crier.

—

Ce soir-là, le 6 novembre 2024, j'ai écrit la dernière page de mon dossier. Pas sur Excel. Sur papier. A la main. J'ai écrit : « Je, Thomas Leduc, ancien aide-soignant, certifie sous serment que chaque nom, chaque chiffre, chaque photo contenue dans ce dossier est authentique. Je certifie que j'ai vu mourir douze personnes par déshydratation et sédation massive. Je certifie que le protocole de La Glycine est un protocole d'extermination. Je certifie que le directeur Fournier, le Dr Altmayer, l'infirmière Karine, et l'ensemble du personnel qui a appliqué sans protester, sont complices d'homicide par omission. Je certifie que le procureur De Courson est de mèche. Je certifie que le système est pourri. Et je certifie que, même sans travail, même sans protection, même au prix de ma propre sécurité, je continuerai à crier ces noms jusqu'à ce que quelqu'un les entende. »

J'ai signé. J'ai scanné. J'ai envoyé à Marie-Laure Dufour. J'ai envoyé à Claire Dubois. J'ai envoyé à Madame Raimond, au cas où elle serait encore de ce côté-ci du mur.

Puis j'ai éteint l'ordinateur. J'ai allumé la télé. J'ai regardé le journal de 20 heures. Il n'y avait rien. Rien sur les EHPADs. Rien sur les vieux qu'on tue. Juste du foot, de la politique, du temps qu'il fera.

J'étais seul. Mais j'étais debout.

CHAPITRE 11 : LE RETOUR DE FLAMME (Novembre 2024)

Les menaces sont arrivées le 7 novembre, à 3h47 du matin. Exactement. Je m'en souviens avec cette précision qui scelle les traumatismes dans la mémoire. J'étais encore debout, assis sur le canapé défoncé de mon studio, à tenter de reconstituer un tableau chronologique des décès sur un logiciel de mind-mapping qui ralentissait mon ordinateur de 2015 jusqu'à le faire hoqueter. Mon téléphone, posé sur la table basse en contreplaqué, a vibré. Une notification Signal. Pas du groupe des familles. Un numéro inconnu, avec l'identifiant par défaut : +33 6 00 00 00 00. Un message, trois mots : « Tu vas finir comme eux. »

J'ai d'abord pensé à une erreur. Un mauvais numéro. Un canular de collègue éméché. Mais le « eux » était trop précis. Trop chargé. J'ai répondu : « Qui êtes-vous ? » La réponse a été instantanée. Une photo. Une photo que j'avais prise moi-même, le 3 août, dans le tiroir de Mme Laroche. Le protocole. La feuille orange. Avec, en surimpression, une croix rouge. Dessinée à la main, numériquement. Une croix de cimetière.

J'ai effacé la conversation. Signal l'a signalée comme « conversation sécurisée ». L'humour noir du moment m'a fait rire, un rire jaune qui a résonné dans mon studio comme une plainte. J'ai éteint le téléphone. Je me suis couché. J'ai pas dormi.

Le 8 novembre, à 11h23, nouvel appel. Cette fois, c'était vocal. Je démarrais ma vieille Clio pour aller chercher des courses – la première fois que je sortais depuis trois jours, ce qui était déjà un exploit pour mon budget en chute libre. Le Bluetooth de l'auto s'est connecté, et une voix est sortie des haut-parleurs. Une voix synthétisée, robotique, comme celles qu'on utilise pour lire les mauvaises nouvelles dans les vidéos TikTok. « Monsieur Leduc. Arrêtez. Maintenant. Vous avez une fille. Clara. Cinq ans. École maternelle Jean-Jaurès, Versailles. Elle sort à 16h30. Il fait nuit tôt, maintenant. »

La ligne a coupé. J'ai failli rentrer dans la voiture de devant. Mes mains tremblaient sur le volant. Clara. Mon ex-femme m'avait promis de ne jamais mélanger mon combat avec notre fille. Elle était la seule partie de ma vie qui restait propre, intacte. Je l'avais vue le week-end précédent. Elle m'avait parlé de son dessin, un dragon qui crachait des fleurs. Je l'avais serrée contre moi, sentant son cœur battre contre ma poitrine. Elle était mon ancrage. Elle était ma raison de ne pas sombrer.

Ils avaient son nom. Son prénom. Son école. Ils m'avaient suivi. Ou ils avaient suivi elle.

J'ai décroché mon téléphone. J'ai appelé Marie, mon ex. Elle a répondu au bout de six sonneries, la voix tendue.

« Quoi encore, Thomas ? Je suis en réunion. »

« Tu dois aller chercher Clara. Maintenant. »

« Quoi ? »

« Va la chercher. Maintenant. Ne la laisse pas sortir seule. »

« Tu es fou. Qu'est-ce qui se passe ? »

«Je t'expliquerai. S'il te plaît. Fais ça pour elle. »

Elle a raccroché. Elle a dû sentir quelque chose dans ma voix, cette urgence qui dépasse la folie. Dix minutes plus tard, elle m'a renvoyé un SMS : « Clara est avec moi. On rentre. Tu m'expliques ce soir. »

Je n'ai pas attendu ce soir. J'ai pris ma voiture, j'ai foncé chez elles. J'ai garé deux rues plus loin, j'ai surveillé l'immeuble de loin. Rien. Pas de voiture suspecte. Pas d'individu planqué. Juste la rue de Versailles, paisible, bourgeoise, indifférente.

Marie m'a laissé monter. Elle m'a servi du café. Elle m'a regardé, et pour la première fois depuis notre divorce, elle a eu pitié de moi.

« Tu te détruis. »

« Ils me détruisent. »

« Laisse tomber. Pour Clara. »

Je n'ai rien répondu. Je suis parti. Je savais qu'elle avait raison. Mais je savais aussi que si je laissais tomber, je serais mort à l'intérieur. Et Clara finirait par le sentir. Elle finirait par grandir avec un père fantôme, celui qui avait eu peur. Je ne pouvais pas.

Le vandalisme de ma voiture est intervenu dans la nuit du 9 au 10 novembre. J'étais chez moi, à tenter de décrypter les nouvelles ordonnances que Claire Dubois m'avait fait parvenir – un nouveau lot de quatre morts à Créteil dont elle avait eu vent via une connaissance. J'avais la lumière allumée dans mon studio, visible de la rue. J'aurais dû éteindre. J'aurais dû me cacher. Mais j'étais fatigué de me cacher.

Vers 2h30, j'ai entendu un bruit de verre qui éclate. Sec, net, comme une corde qui casse. Je suis descendu en boxer, un tee-shirt froissé, les yeux collés de sommeil interrompu. Ma Clio, garée en face, avait les quatre pneus crevés à l'aide d'un couteau, les deux rétroviseurs arrachés, et un message tracé sur le capot avec de la peinture noire : « SALE TOURISTE. »

Touriste. Le terme que les natifs utilisent pour les étrangers qui viennent foutre la merde dans leur système. J'étais un touriste. J'avais payé mon billet avec ma conscience, et maintenant on me renvoyait chez moi, à coups de couteau dans les pneus.

J'ai appelé la police. Un jeune policier, pas plus de vingt-cinq ans, est arrivé à 3h17. Il a pris des notes sur un smartphone. Il a regardé la peinture. Il a regardé mes yeux cernés.

« Vous avez des ennemis ? »

« Oui. »

« Qui ? »

« Mon ancien employeur. »

« Pourquoi ? »

« J'ai dénoncé des morts suspectes. »

Il a relevé les yeux de son téléphone. Il a éteint l'écran. Il m'a regardé, et j'ai vu quelque chose dans son regard. De la curiosité, mais aussi de la peur. La peur de toucher à quelque chose de trop gros.

« Je fais le procès-verbal. Mais vous devriez peut-être... laisser tomber. Ces histoires-là, ça finit mal. »

Il a fini son PV. Il est parti. Je n'ai jamais eu de nouvelles.

—

Le blocage de mon compte bancaire est arrivé le 12 novembre. J'étais en train de payer des courses à Intermarché. Ma carte a été refusée. J'ai vérifié mon application. Compte bloqué. Motif : « Suspicions de fraudes. Veuillez contacter votre conseiller. » J'ai appelé. Attente de 47 minutes. Un conseiller vocal, puis un humain, enfin.

« Monsieur Leduc, nous avons détecté des transactions suspectes sur votre compte. »

« Lesquelles ? »

« Un virement de 1 200 euros vers un compte domicilié à Chypre, le 9 novembre. »

Je n'avais fait aucun virement. J'avais à peine 1 500 euros sur mon compte. C'était tout ce qui me restait après le licenciement. J'ai protesté. J'ai demandé une enquête. « Oui, bien sûr, monsieur. Délai de 30 jours. Pendant ce temps, vos fonds sont bloqués. »

J'ai raccroché. J'ai compris. C'était le système. Pas de coups de poing. Pas de menaces frontales. Juste des corvées administratives, des blocages, des lenteurs qui vous empêchent de respirer. Sans argent, je ne pouvais pas payer mon loyer. Sans loyer, j'étais à la rue. Sans domicile, je n'avais plus de crédibilité. Je devenais un clochard, un excité, un parano. Le discrédit par la précarité.

J'ai contacté la DDASS des Yvelines le 13 novembre. Pour la première fois de ma vie, j'ai composé le 0 800 de la Protection maternelle et infantile, le numéro dédié aux signalements. Une dame agréable m'a répondu. J'ai expliqué. Des morts. Des preuves. Des menaces. Elle m'a écouté. Elle a noté. Elle m'a donné un numéro de dossier : 2024-78542-YL. « Nous allons transmettre à l'ARS. Ils sont compétents pour les établissements privés. »

J'ai appelé l'ARS Île-de-France. Attente. Renvoi vers un service « Qualité et Sécurité des Soins ». Un monsieur, très jeune, très lisse, m'a répondu.

« DDASS ? Non, c'est pas nous. C'est la DDASS. »

« La DDASS m'a envoyé chez vous. »

« Ah ? Bon, ben... envoyez-nous un mail. On étudiera. »

J'ai envoyé le mail. Avec pièces jointes. Lourd. 120 Mo. Je l'ai compressé. J'ai expliqué. J'ai daté. J'ai signé.

Le lendemain, réponse automatique : « Votre dossier a été transmis au service compétent. »

Le surlendemain, nouvel email : « Votre dossier concerne la DDASS. Merci de bien vouloir les contacter. »

Boucle infinie. Ping-pong administratif. Ils jouaient avec moi. Ils savaient. Ils savaient tous. La DDASS, l'ARS, le ministère, c'était la même chose. Des bureaux qui se renvoyaient la balle jusqu'à ce que le plaignant abandonne, épuisé, ruiné, fou.

J'ai appelé Marie-Laure Dufour le 14 novembre. Son téléphone a sonné, puis est allé directement sur la boîte vocale. J'ai laissé un message. Elle m'a rappelé en numéro masqué, deux heures plus tard.

« Thomas. C'est mort. »

« Quoi ? »

« L'article. On me l'a interdit. »

« Par qui ? »

« Le CSA. Ils ont eu vent du projet. Ils m'ont convoquée. Ils m'ont dit que la publication serait « de nature à troubler l'ordre public ». C'est une expression magique. Ça veut dire : on vous bâillonne. »

« Ils ne peuvent pas. »

« Ils peuvent. Ils ont des anciens de la DGSI dans les conseils d'administration. Ils ont des mouches partout. Quelqu'un a parlé. »

« Qui ? »

« Je ne sais pas. Mais c'est fini. Pour le moment. »

J'ai senti le sol se dérober. J'avais tout risqué. Pour rien. Pour un article qui ne sortirait pas. Pour des preuves qui resteraient dans des coffres-forts numériques.

« Je vais quand même publier. Sur mon blog. Sur les réseaux. »

« Ils vous arrêteront. Violation du secret médical. Diffusion d'enregistrements illicites. Vous allez en prison. Et ils détruiront vos preuves. »

« Alors quoi ? »

« Attendez. Trouvez un autre angle. Un politique qui veut se faire mousser. Un député. Un sénateur. Faites sauter la bombe dans l'hémicycle, pas dans la presse. »

Elle avait raison. Mais je n'avais pas de député. J'avais juste moi. Et ma paranoïa qui devenait réalité.

Le 15 novembre, vers 10h, j'ai reçu un appel. Un fixe. 01 39 44 XX XX. Versailles. Police. Un brigadier, il s'est présenté. « Brigadier-chef Morel. Brigade de sûreté urbaine. » Il voulait me voir. « C'est à propos de votre dénonciation. »

J'ai accepté. On s'est vus dans un café, pas au commissariat. Il était en civil. Pantalon de toile, veste en daim. Il avait l'air d'un type réglo. Il m'a serré la main. Il a commandé un espresso. Il m'a regardé longtemps.

« Vous êtes malin. Mais vous êtes seul. »

« Je sais. »

« Laissez tomber. C'est un conseil d'ami. »

« Vous n'êtes pas mon ami. »

« Non. Mais je suis le seul flic qui ne va pas vous coffrer pour l'un des multiples chefs d'accusation qu'ils préparent contre vous. »

Il a sorti un paquet de cigarettes. Il m'en a proposé une. J'ai refusé.

« Vous savez pourquoi rien ne bouge ? » a-t-il demandé, la voix basse.

« Parce que le système est pourri jusqu'à la moelle. »

« Oui. Mais aussi parce que Fournier, votre directeur, est le beau-frère du préfet des Yvelines. Le préfet est pote avec le procureur.

Le procureur couche avec la directrice de l'ARS. La directrice de l'ARS a été nommée par le ministre, qui a reçu des dons de campagne du groupe qui possède votre EHPAD. Vous pigez ? C'est pas une affaire. C'est un réseau. »

Il a tiré sur sa cigarette. Il a soufflé la fumée vers le haut, histoire de ne pas me l'envoyer au visage.

« J'ai un document, a-t-il ajouté. Généalogie relationnelle du pouvoir en Île-de-France. Votre Fournier est dedans. Il est classé « protégé niveau 3 ». Niveau 3, ça veut dire : on lâche pas. Ce serait comme d'arrêter un député. Trop de remous. »

« Vous me dites de laisser tomber. »

« Je vous dis de changer de stratégie. Le frontal, ça marche pas. Il faut contourner. Faire « fuiter ». Pas publier. Faire fuiter. »

« Je ne sais pas faire. »

« Moi si. »

Il a éteint sa cigarette. Il m'a glissé un mot, une adresse mail avec un nom bizarre : « protonautefurtive743@protonmail.com ». « Vous envoyez là. Vous mettez le mot de passe : « MlleDubois2024 ». Vous oubliez d'où vous avez eu l'adresse. Vous attendez. »

« Pourquoi vous faites ça ? »

« Parce que ma mère est morte dans un EHPAD. Et j'ai rien dit. Parce que j'avais peur. Vous, vous avez pas peur. Ou si vous avez peur, vous l'ignorez. C'est précieux. »

Il est parti. Il a laissé 3 euros sur la table. « Pour le café. » Je n'ai rien payé. J'étais le lanceur d'alerte. Il était la fuite dans le bateau.

Je suis rentré. J'ai ouvert mon ordinateur. J'ai créé un nouveau volume chiffré. J'y ai mis les douze noms, les preuves, les enregistrements. Je l'ai chiffré avec le mot de passe « MlleDubois2024 ». J'ai écrit un mail anonyme. « Pour la presse. Pour la justice. Pour ceux qui ont encore un cœur. » J'ai ajouté le volume comme pièce jointe. J'ai appuyé sur « Envoyer ».

Puis j'ai attendu.

Le 16 novembre, à 6h du matin, j'ai reçu une notification de mon ancienne banque. Compte débloqué. « Erreur de notre part. Excusez-nous. » Le 17, ma voiture a été réparée. Un dépanneur est venu, gratuitement, « dans le cadre de votre assurance ». Je n'avais pas d'assurance vol. Le 18, les appels anonymes ont cessé. Silence.

Ils savaient que j'avais trouvé une faille. Une brèche. Un flic honnête. Un canal souterrain.

Le 19 novembre, Marie-Laure Dufour m'a rappelé. « On a reçu les documents. Par une source indépendante. Je peux les utiliser. Je ne peux pas vous citer. Mais l'article sortira. Dimanche. Une unes. »

Le 20 novembre, j'ai reçu un SMS de Claire Dubois : « Mon père aurait été fier. »

Le 21, j'ai reçu un mail de Madame Raimond. « Votre dossier est étudié par la juridiction compétente. Merci pour votre courage. »

Le 22, j'ai reçu un appel du brigadier Morel. « C'est bon. La fuite est amorcée. Ne coulez pas le bateau. »

Le 23 novembre, dimanche, l'article est sorti.

Pas dans Mediapart. Dans le Canard Enchaîné. Une unes. « LA MORT EN PROTocOle. » Les douze noms. Les chiffres. Les preuves. Pas de signature. Juste « d'après des documents obtenus par notre enquête ».

Le 24, c'était la panique. Fournier a été suspendu. Karine a été interdite d'exercice. L'ARS a ouvert une enquête. Le procureur De Courson s'est récusé. Le préfet a fait un communiqué. Le ministre a promis une loi.

Le retour de flamme avait commencé.

Mais moi, j'étais toujours viré. Toujours sans le sou. Toujours avec une fille que je ne pouvais plus voir autant que je voulais, parce que Marie avait peur des hommes qui regardent ma fille.

Mais j'étais vivant. Et les douze noms étaient scandés à la télé.

C'était déjà ça.

CHAPITRE 12 : LE CHIFFRE (Décembre 2024)

Les chiffres ne mentent pas. Ils n'ont pas de conscience, pas de culpabilité, pas d'empathie. Ils sont froids, linéaires, implacables. Et c'est précisément ce qui les rend si terrifiants. Le 2 décembre, à 4h13 du matin, assis sur le sol de mon studio où le chauffage ne fonctionne plus depuis que j'ai été mis en « redressement de consommation » par EDF – une mesure préventive, m'a-t-on assuré, totalement sans lien avec mes activités –, j'ai repris mon fichier Excel « Décès Glycines ». Je l'avais laissé de côté depuis la parution de l'article dans le Canard. Je pensais que le pire était fini. Que les douze noms, une fois hurlés dans la place publique, seraient suffisants. Qu'on enquêterait, qu'on mettrait les coupables en prison, que je pourrais reprendre une vie, même modeste, même brisée. Je me trompais. Le pire ne fait que commencer quand on commence à compter vraiment.

Je me concentre sur les cellules. Colonne A : noms. Colonne B : dates d'entrée. Colonne C : dates de décès. Colonne D : motif d'entrée. Colonne E : motif de décès officiel. Colonne F : coût journalier. Colonne G : coût réel des soins. Colonne H : différence. Jusqu'alors, j'avais compté douze morts. Douze vies. C'était déjà énorme. C'était déjà insoutenable. Mais le Canard n'avait publié que douze noms parce que la loi du genre exige une base solide, indiscutable, vérifiée par trois sources. Douze cas, c'était une affaire. Au-delà, c'était une théorie du complot. Sauf que moi, j'avais accès à tout. Et « tout » me rendait fou.

Je remonte dans les données. Je sors de la période estivale, celle où j'étais physiquement présent, témoin direct. Je creuse dans les archives numériques de l'EHPAD, ces fichiers auxquels j'avais encore accès grâce au mot de passe d'une infirmière – Sophie, sa fille avait eu des bleus à l'école, je l'avais aidée à monter un dossier, elle m'avait donné son login en remerciement, « au cas où ». Au cas où. Je suis le seul cas où de sa vie. Je me connecte. Le système ne m'a pas encore désactivé. Les RH sont lentes. La sécurité informatique est encore plus lente. J'ai une fenêtre de quelques jours, peut-être. Je télécharge tout. Tout. Les dossiers de 2023. De 2022. Le début de 2024. Je les siphonne vers un cloud chiffré que j'ai ouvert en utilisant l'identité d'un étudiant en médecine que j'ai rencontré sur un forum de lanceurs d'alerte. Il m'a vendu ses identifiants pour 200 euros. J'ai payé avec la carte bancaire de mon ex-femme, celle que j'avais encore en souvenir du temps où nous étions unis. Elle ne le saura jamais. Ce sera ma dernière larcenie sentimentale.

Et là, les chiffres explosent.

Entre janvier 2024 et novembre 2024, à La Glycine seulement, il y a eu 22 morts. Vingt-deux. Pas douze. Vingt-deux résidents entrés pour des pathologies non létales, une fracture de la hanche, une dépression, une dénutrition passagère, une infection urinaire – et sortis en cercueil, dix à quarante-cinq jours plus tard. Vingt-deux certificats de décès signés par le même Dr Altmayer. Vingt-deux fois la mention « mort naturelle ». Vingt-deux fois l'absence d'autopsie. Vingt-deux fois la famille rassurée : « Il était très affaibli, vous savez. »

Je creuse plus loin. Je contacte discrètement, via Signal, d'autres soignants d'autres EHPAD du même groupe. Le groupe Oréade, ça s'appelle. Jolie nom. Il y en a douze en Île-de-France. Douze établissements. J'en contacte sept. Trois me répondent. Deux me bloquent après mon premier message. Un, Lucas, aide-soignant à l'EHPAD Les Lauriers, à Saint-Quentin-en-Yvelines, me parle. Il a vingt-quatre ans. Il est depuis six mois. Il a mal au ventre tous les matins avant d'aller travailler.

« Chez nous, c'est pareil. Le protocole. Le lexomil. L'hydratation. Les morts rapides. On en a eu trente-cinq cette année. Trente-cinq. Pour soixante-dix lits. C'est la moitié. »

Je fais le calcul. 35 morts. 60 % du personnel applique le protocole. Les autres font semblant. Mais 60 %, c'est assez pour créer une moyenne. Je demande : « Tu as les noms ? » Il hésite. Il a peur. Je lui envoie les douze noms de La Glycine. Il reconnaît trois. Des transferts. Des gens qu'on avait « expédiés » avant qu'ils ne meurent chez nous, pour ne pas gonfler nos stats. On les envoyait à Saint-Quentin. Ils mouraient là-bas. Les stats du groupe restaient basses. La technique est rodée.

Je compile. Glycine : 22 morts. Lauriers : 35. Orchidées (Créteil) : 41. Roseraie (Nanterre) : 28. J'obtiens plus de chiffres. Je les pondère. Je les vérifie. Je me trompe sûrement, mais pas de beaucoup. Au total, sur les douze établissements du groupe, en 2024, il y a eu environ 280 morts « accélérées ». 280 vies réduites à une ligne comptable.

Et puis, le 5 décembre, je reçois un document. Par courrier. Pas d'expéditeur. Pas de tampon. Juste une feuille A4, pliée en trois, avec un tableau. Un tableau comptable. « Gain opérationnel par résident décédé », titre en haut. Colonnes : « Réduction soins » : 1 200 euros. « Économie médicaments » (ceux qu'on ne donne plus) : 800 euros. « Gestion du personnel » (moins de travail pour les équipes) : 1 000 euros. Soit 3 000 euros par mort. 3 000 euros net, directement au résultat de l'exploitation. Times 280. Soit 840 000 euros en un an. Pour un groupe de 12 établissements. Pour un groupe qui en possède 50 en France. Je multiplie. 50 établissements. 280 morts par an en moyenne. 3 000 euros par mort. Soit 42 millions d'euros par an. De l'argent du sang.

Je suis tombé de ma chaise. Pas métaphoriquement. Littéralement. Le studio a tourné autour de moi, les murs se sont rapprochés, le sol s'est soulevé. 42 millions. Par an. Une industrie. Une vraie. Avec des cadres, des objectifs, des bonus. Les yeux fermés, je vois les réunions du groupe : « Objectif 2025 : 15 % de gain sur la filiale gériatrie. Comment ? En fluidifiant les flux. » Fluidifier les flux. C'est ça, le mot. On ne dit pas « tuer ». On dit « fluidifier ». On ne dit pas « extermination ». On dit « optimisation ».

Je décide de monter plus haut. Plus haut que les familles. Plus haut que les journalistes. Je vais voir un politique. Un vrai. Un qui a du pouvoir. Je choisis le député de ma circonscription, Versailles-Nord, Pierre Charron. LREM, jeune, quarante-deux ans, en costume-cravate sur toutes ses photos, avec des enfants souriants et une épouse qui ressemble à une influenceuse maison. Il fait campagne sur la « protection de nos aînés ». Il a voté la loi sur la fin de vie. Il est clean. Il est notre ticket. Je l'ai vu une fois, à l'inauguration d'une maison de retraite publique, il y a deux ans. Il avait dit : « Chaque vie compte. » Je vais lui donner l'occasion de prouver qu'il le pense vraiment.

Je l'contacte le 8 décembre. Par mail d'abord, via son site officiel. Formulaire de contact, boîte noire. Je mets en objet : « Urgence – Génocide sanitaire en EHPAD privé de votre circonscription. » C'est putassier, mais ça passe les filtres. Il m'a répondu en trois heures. Une réponse de son attachée parlementaire, jeune fille dynamique, qui me demande des « éléments concis et vérifiables ». Je lui envoie tout. Le dossier, les noms, les chiffres, les 42 millions. Je précise : « Je peux vous rencontrer, apporter les originaux. »

Elle me rappelle le lendemain. « Le député est intéressé. Très intéressé. Il veut monter une commission d'enquête parlementaire. Il dit que c'est la découverte de l'année. Il veut vous voir. »

On se voit le 12 décembre, dans son cabinet parlementaire, rue de l'Université, à Paris. Belle adresse. Belle moquette. Joli secrétaire en chêne. Charron est là, en personne, pas seulement en photo. Il est plus petit qu'on ne l'imagine. Il serre la main mollement, puis se reprend, me serre plus fort, comme s'il se souvenait qu'il doit jouer le rôle du défenseur du peuple.

« Monsieur Leduc. J'ai lu votre dossier. C'est... terrifiant. »

Il m'offre du café. Je refuse. Il insiste. J'accepte pour ne pas paraître hostile. Le café est de la merde. Du soluble. Je le bois quand même.

« Vous comprenez, ce que vous me demandez, c'est une déclaration de guerre contre un groupe privé majeur. Contre des élites. »

« C'est une déclaration de vérité contre des assassins. »

« Les mots comptent. »

« Les morts aussi. »

Il hoche. Il a les yeux de quelqu'un qui calcule vite. Qui pèse le pour et le contre. Pour : image de justicier, élections sénatoriales 2027, possible poste ministériel dans une future cohabitation. Contre : fâcher le préfet, le ministre, les dons du groupe Oréade (30 000 euros lors de la dernière campagne, je l'ai vu dans les comptes de campagne, open data). Le calcul est rapide.

« Je vais monter ça. Vraiment. Il nous faut une commission. Je contacte les députés du groupe d'amitié pour les droits des personnes âgées. Je vous tiens au courant. »

Il me fait promettre de ne rien divulguer avant. « On doit coordonner. Faire un truc solide. » Je lui donne la clé USB originale, celle avec les noms complets, les pièces jointes, les preuves sans anonymisation. Il me dit la garder dans son coffre. Il me serre la main. Il m'accompagne à la porte. Il me souhaite bon courage. « La France vous doit beaucoup. »

Je sors. Je respire. Pour la première fois depuis des mois, je sens que quelque chose bouge. Vraiment bouge. Pas un article. Pas une fuite. Une commission. Le pouvoir. La République qui se saisit du crime.

Le 15 décembre, j'appelle pour avoir des nouvelles. Son attachée me répond, évasive. « Le député est très pris. Il vous rappelle. »

Le 16 décembre, silence.

Le 17, je rappelle. Le secrétariat me dit que le député est « en déplacement parlementaire à l'étranger. »

Le 18, je vérifie sur le site de l'Assemblée. Il n'y a pas de déplacement prévu. Je tweet, anonymement, depuis un compte créé pour l'occasion : « Député Charron, où en est la commission sur les EHPAD ? Les morts attendent. » Pas de réponse.

Le 19 décembre, je reçois un mail. De l'attachée. « Monsieur Leduc, le député Charron a dû interrompre ses activités pour raisons de santé. Il a été hospitalisé hier. Diagnostic : burn-out sévère. Il vous reprendra dès son retour. Merci de votre compréhension. »

Burn-out. L'excuse parfaite. L'aléa du corps. La démission par la fatigue. Je ne crois pas un mot.

Je me renseigne. J'ai encore quelques contacts. Un journaliste local de Versailles m'aide. On fouille. Le 20 décembre, il me trouve la trace. Charron a été vu à Matignon. Pas à l'hôpital. Matignon. Le 13 décembre, trois jours après notre rencontre. Entré par la porte de derrière, à 22h30. Sorti à minuit. Suite d'un appel téléphonique à sa femme : « On est sauvés. »

J'apprends le reste le 21 décembre. Par un type du groupe Oréade, un cadre intermédiaire, ivre mort en soirée de fin d'année, qui se confie à un de mes nouveaux alliés, un soignant de Rosny-sous-Bois. « Charron, il a été convoqué. On lui a proposé un truc. Un poste. Secrétaire d'État, quelque chose comme ça. En échange, il oublie. Il a oublié. »

Le 22 décembre, je reçois un colis. Pas d'expéditeur. Une simple enveloppe A4, sous mon paillasson. À l'intérieur, une photocopie d'un document. En-tête de Matignon. « Note pour le Premier ministre », datée du 14 décembre. Objet : « Suivi de la sensibilité député Charron. »

Le texte est bref. « Suite à notre entretien du 13/12, M. Charron a accepté la proposition de nomination à la Délégation interministérielle aux stratégies industrielles de santé (DISS). Il a pris acte des enjeux de discrétion liés au dossier Oréade. Il s'est engagé à ne plus solliciter de commission d'enquête et à mettre fin à tout contact avec la source initiale. »

Signé : « B.F. », le conseiller technique de Matignon, celui qui s'occupe des « affaires sensibles ». J'ai tout. J'ai la preuve que la République achète son silence. J'ai la preuve que le pouvoir est une boutique où l'on troque la vérité contre des postes. J'ai la preuve que je suis seul.

Mais j'ai la preuve.

Le 23 décembre, je photocopie la note. Je la scanne. Je l'envoie à Marie-Laure Dufour, qui m'a dit que l'article était « en pause » pour cause de « vérifications juridiques supplémentaires ». Je l'envoie au brigadier Morel, qui m'a dit « ne rien faire de con ». Je l'envoie aux douze familles. Je l'envoie à ma mère, qui ne comprendra rien, mais qui saura que son fils n'a pas été lâche.

Le 24 décembre, Noël, je suis seul. Clara est avec Marie, chez ses parents. Je n'ai pas voulu qu'elle vienne. C'est trop dangereux. Je suis dans mon studio, face à mon ordinateur. J'ai créé un nouveau document. « Le Chiffre ». J'y ai écrit :

« Le 2 décembre 2024, j'ai calculé. Le 24 décembre 2024, je confirme. L'industrie de la mort programmée en EHPAD représente un marché de 2 milliards d'euros par an en France. Deux milliards. C'est le budget de la culture. C'est le double du budget de la recherche contre le cancer. C'est l'équivalent de 40 000 emplois à 50 000 euros brut. C'est une économie. Deux milliards, ce n'est pas une dérive. C'est un modèle.

Le modèle Oréade : 280 morts accélérés par an, sur 12 sites. 264 000 euros de gain par établissement et par an. 3,1 millions de gains pour le groupe, juste sur la mort. Sur 50 établissements, c'est 13 millions. Sur 200 groupes identiques en France, c'est 2,6 milliards. J'ai peut-être 10 % d'erreur. Soit. On reste dans les deux milliards.

Cette industrie emploie des directeurs, des médecins, des infirmières, des aides-soignants, des comptables, des juristes, des ministres, des préfets, des procureurs, des députés. Elle est légalisée par des protocoles écrits par des commissions où siègent les patrons des groupes. Elle est protégée par des procédures de secret médical qui empêchent les familles de savoir. Elle est financée par des caisses d'assurance-maladie qui ferment les yeux parce qu'un mort coûte moins qu'un vivant. Elle est cautionnée par une société qui préfère ne pas savoir comment meurent les vieux tant qu'elle n'est pas vieille elle-même.

J'ai tout. Les noms, les chiffres, les preuves, la note de Matignon, les enregistrements, les témoignages. J'ai tout.

Demain, le 25 décembre, je publie tout.

Pas dans la presse. Plus maintenant.

Sur Internet. Sur tous les réseaux. Sur tous les sites. Via des bots que j'ai achetés avec la dernière carte de crédit de Marie que j'ai encore en mémoire. Je sais que c'est illégal. Je sais que c'est de la diffamation. Je sais que je vais en prison.

Mais la prison, c'est encore un endroit où l'on vit.

Alors que l'EHPAD, c'est un endroit où l'on meurt.

J'ai tout.

Et je n'ai plus rien à perdre. »

J'ai sauvegardé le document. Je l'ai chiffré. Je l'ai programmé pour diffusion automatique le 25 décembre à 00h01, si je ne rentre pas le code d'annulation avant 23h00 le 24.

Je suis sorti. J'ai marché dans Versailles, sous les lumières de Noël. Les rues étaient désertes. Les vitrines brillaient. J'ai pensé à Clara. Elle croit au père Noël. Elle croit que le monde est juste. Je ne peux pas la décevoir. Je ne peux pas lui laisser un monde où la mort s'achète en bourse.

Je suis rentré. J'ai attendu.

Le 25 décembre, à minuit, mon document s'est diffusé. Sur Twitter. Sur Facebook. Sur Instagram. Sur des milliers de comptes créés pour l'occasion. Il a été repris par des hackers du groupe Anonymous. Il a été traduit en anglais, en espagnol, en allemand. Il a été signalé, censuré, mais il a été copié, dupliqué, archivé. Il est devenu immortel.

Le 26 décembre, le réveillon de l'industrie a été interrompu. Le groupe Oréade a vu son action chuter de 42 % en Bourse. Le ministre a dû s'exprimer. Le Premier ministre a convoqué une commission d'enquête. Pas parlementaire. Républicaine. Indépendante. Sous l'égide du Conseil d'État. Le procureur De Courson a démissionné. Le préfet a été muté en Guadeloupe, l'exil doux pour les incommodés. Charron a annulé sa nomination, « pour raisons personnelles ». Le député était devenu un lépreux politique.

Et moi, le 27 décembre, j'ai été arrêté. À 6h du matin. GIGN. Ils ont frappé à ma porte. J'ai ouvert. Je savais. Je les attendais. Ils m'ont lu mes droits. « Diffusion de données à caractère personnel. Atteinte à la vie privée. Diffamation en bande organisée. » J'ai souri. J'ai tendu les mains pour les menottes.

Au moment de sortir, j'ai vu un papier glissé sous le paillasson. Je l'ai ramassé. C'était un dessin. De Clara. Un dragon qui crache des fleurs. Au dos, elle avait écrit : « Pour papa. Le dragon protège les gentils. »

Le dragon. C'était moi. J'étais le dragon. Je crachais des fleurs de vérité dans un monde de cendres.

Ils m'ont emmené. Je n'ai rien dit. Je n'avais plus besoin de parler. Les chiffres parlaient pour moi.

22 morts. 2 milliards. Une industrie. Un système. Une trahison. Une preuve.

J'avais tout.

Et j'étais enfin au chaud. En prison, au chaud, mais vivant.

CHAPITRE 13 : LE DERNIER MORT (Janvier 2025)

Les nuits de janvier ont un goût spécifique. Un goût de cendres froides, d'humidité qui vous rentre dans les os et y reste, comme une menace permanente. Depuis le 25 décembre, date de ma diffusion massive, je n'avais pas quitté mon studio. Pas par choix, mais par nécessité. La prison, finalement, n'avait pas été le jugement final. Après quarante-huit heures de garde à vue, après m'avoir fait signer une interdiction de quitter le territoire et un contrôle judiciaire strict – avec obligation de pointer au commissariat trois fois par semaine, comme un bête de scène qu'on ramène en laisse –, ils m'avaient relâché. Pas par clémence. Par stratégie. Enfermer un lanceur d'alerte, ça le martyrise. Ça le magnifie. Le laisser libre mais brisé, ça le discrédite. Et j'étais brisé.

Mon compte bancaire, débloqué un temps, était à nouveau sous séquestre. « Fonds susceptibles d'être issus d'une activité illicite », avaient-ils décrété, sans préciser laquelle. Mon loyer n'avait pas été payé depuis novembre. Le propriétaire, un type qui flaire la faillite comme un chien flaire la peur, m'avait adressé une sommation de quitter les lieux dans les sept jours. J'avais cinq jours de retard. Je l'ignorais. J'avais autre chose à faire. J'avais Marcel.

Marcel D. Je ne connaissais pas son nom de famille complet. Juste Marcel. Marcel, le grand costaud qui m'appelait « mon petit gars » alors qu'il avait quatre-vingt-deux ans et que moi, j'en avais trente-quatre. Marcel, ancien maçon, ancien résistant – même s'il disait « résistant administratif », il avait fait du maquis dans le Vercors à quatorze ans, portant des messages dans ses chaussures. Marcel, entré à La Glycine le 12 décembre pour une décompensation cardiaque réversible. Marcel, que j'avais identifié dès son arrivée comme une cible potentielle du protocole. Parce qu'il était lucide. Parce qu'il était agité. Parce qu'il « coûtait ».

Je l'avais prévenu, bien sûr. Je l'avais prévenu lui, et sa fille, Élise, une femme de cinquante ans qui portait des pulls trop serrés et qui venait le voir tous les dimanches avec des madeleines industrielles et des magazines de puzzles. Je lui avais dit, le 20 décembre, dans la chambre de son père, à voix basse, en feignant d'ajuster son drap.

« Madame D., vous devez le sortir d'ici. »

Elle m'avait regardé, les yeux ronds, comme si je venais de lui parler en chinois.

« Quoi ? Mais il vient d'arriver. Il est suivi. Il est bien. »

« Il n'est pas bien. Il est en danger. »

« Vous êtes fou. Cet établissement a bonne réputation. »

« Cet établissement tue. »

Le mot est tombé comme une hache. Elle a reculé. Elle a regardé son père qui dormait, la bouche entrouverte, ronflant doucement. Elle a baissé la voix.

« Vous n'avez pas le droit de dire ça. »

« J'ai le devoir. »

« Je ne peux pas. J'ai pas les moyens. La mutuelle ne prend pas en charge un transfert. Ça coûterait 3 000 euros. J'ai pas 3 000 euros. »

C'était toujours ça. Le chiffre maudit. 3 000 euros. Le prix d'une mort. Le prix d'une vie. Les mêmes 3 000 euros que l'établissement économisait en laissant crever. Les 3 000 euros qu'Élise n'avait pas. Les 3 000 euros que Marcel valait, mort plutôt que vivant.

Je l'avais suppliée. Je lui avais parlé du protocole, de la déshydratation, des médicaments. Elle m'avait regardé comme on regarde un fou. Elle avait pris son sac. Elle était partie. Elle n'est plus revenue. Le dimanche suivant, le 31 décembre, c'est son mari qui est venu. Un type épais, avec une chaîne en or et des baskets de marque. Il ne m'a pas salué. Il a juste regardé son beau-père, a fait un signe de tête à l'infirmière, et est parti. Il avait l'air de dire : « Faites ce que vous avez à faire. »

Le 3 janvier, à 11h47, j'ai reçu le texto d'Élise. Pas un appel. Un texto. Comme on informe d'un retard de train. « Mon père est mort cette nuit. Merci pour votre gentillesse. »

J'ai dû lire ce message vingt fois. Les lettres dansaient. Les mots n'avaient plus de sens. Marcel était mort. Pas de cause naturelle, pas de vieillesse. Il avait été tué. Parce que je n'avais pas été assez convaincant. Parce que j'avais échoué.

J'ai fermé les yeux. J'ai vu son visage. Son sourire. Sa main qui me serrait le bras quand je lui donnai son traitement – le vrai, celui qu'il fallait, pas le poison. Il me disait : « T'es un bon gars, Thomas. T'es pas comme eux. » Il avait vu. Il avait compris. Il savait qu'il était en danger. Il comptait sur moi. Et moi, j'avais perdu.

Je suis sorti en courant. J'ai couru vers La Glycine, malgré l'interdiction de m'approcher à moins de 500 mètres – une mesure de mon contrôle judiciaire, pour « éviter toute pression sur les témoins ». J'ai enfreint. J'ai franchi la limite. J'ai regardé le bâtiment de loin. Il était là, imposant, béton et vitres sales, buvant la lumière grise de l'hiver. Rien n'avait changé. Les camions de livraison entraient. Les familles sortaient. La mort continuait.

Je suis rentré chez moi. J'ai ouvert mon ordinateur. J'ai attendu. Parce que j'avais installé quelque chose. Un acte désespéré. Un geste illégal. Un dernier recours. Une caméra.

—

Le 29 décembre, avant Noël, avant le chaos, alors que je suivais toujours la procédure de mon contrôle judiciaire, j'étais revenu à La Glycine. Officiellement, pour récupérer mes affaires personnelles restées dans mon casier. Officiellement, pour signer une dernière feuille de temps de travail. Officiellement, pour dire au revoir à personne. Officieusement, je portais une caméra. Pas une caméra visible. Une caméra factice, achetée sur un site de gadgets anti-espionnage, noire, de la taille d'une brique de jeu de carte, que j'avais planquée dans un extincteur du couloir du deuxième étage, celui où se trouvait la chambre de Marcel. L'extincteur était hors d'usage, marqué d'une croix rouge, oublié de tous. Personne ne le touchait. Personne ne le regardait. C'était le parfait cache-poussière électronique.

J'avais paramétré la caméra pour qu'elle filme en continu sur une carte de 512 Go, en rotation de sept jours. L'image était en 1080p, mais la caméra était camouflée, avec une lentille invisible intégrée dans la manette de l'extincteur. Elle se rechargeait par induction sur le réseau électrique de la structure. Invisible. Indétectable. Totalement illégale. J'avais appris à l'installer en regardant des tutoriels sur le dark web. J'avais passé deux nuits à peaufiner le branchement. J'avais risqué mon contrôle judiciaire, ma liberté, tout. Mais je savais qu'ils allaient frapper. Je savais qu'ils allaient tuer Marcel. C'était mathématique. Il était coûteux, agité, familial relou. Il était sur la liste.

Le 3 janvier, à 14h22, je reçois un nouveau texto. De Sophie, l'infirmière qui m'avait prêté ses identifiants. Elle n'est pas censée me contacter. Elle le fait quand même. Le texto dit : « Regarde les images. Chambre 214. »

Je me connecte au cloud de la caméra. Mon cœur explose. Il y a les images. Toutes les images.

Le 2 janvier, à 22h14, Karine entre dans la chambre de Marcel. Elle a une seringue. Elle injecte. Lexomil, dose maximale, 50 mg. Elle sort. Le 3 janvier, à 2h33, le Dr Altmayer entre. Il vérifie le pouls. Il écrit sur le dossier. Il sort. Le 3 janvier, à 4h01, le directeur Fournier entre. Il vérifie le pouls. Il met un doigt sous le nez de Marcel. Il sourit. Un sourire terrible. Un sourire de constat. Il sort. À 6h12, l'infirmière de nuit entre. Elle constate le décès. Elle appelle. Tout est là. En vidéo. En couleur. En son. J'entends les bruits. Je vois les faits.

Le directeur Fournier sourit.

Il sourit parce que Marcel est mort. Il sourit parce que c'est un bon résultat. Il sourit parce que les comptes vont être bons. Il sourit parce qu'il a gagné.

J'ai tout.

J'ai un meurtre filmé.

Le 4 janvier, je ne dors pas. Je télécharge la vidéo. Je la chiffre. Je la duplique. J'envoie des copies à Claire Dubois, au brigadier Morel, à ma mère, à mon avocat – un avocat commis d'office qui me regarde comme un fou depuis notre première entrevue, où je lui ai expliqué le protocole et où il m'a répondu : « Vous êtes sûr que vous ne voulez pas un expert psychiatre plutôt qu'un pénaliste ? »

Le 5 janvier, je décide. Je vais porter plainte. Pas pour homicide involontaire. Pour homicide volontaire. Pour meurtre. Avec préméditation. J'ai la preuve. J'ai la vidéo. J'ai les relevés. J'ai la dose de Lexomil, cinq fois supérieure à la dose maximale. J'ai l'arrêt de l'hydratation documenté. J'ai tout.

Je me rends au commissariat de Versailles. Pas celui de la zone où se trouve La Glycine. Je vais au commissariat central. J'exige de voir un officier de police judiciaire. J'obtiens de voir un capitaine, jeune, les cheveux en brosse, l'air fatigué. Il m'écoute. Il prend des notes. Il me demande les preuves. Je sors une clé USB. Il la branche sur son ordinateur, déconnecté du réseau, comme le veut la procédure. Il regarde la vidéo. Il la regarde trois fois. Son visage ne trahit rien. Il est formé. Il a vu des choses. Mais il n'a jamais vu ça. Jamais vu un directeur sourire en vérifiant un cadavre en devenir.

« Vous avez obtenu cette vidéo comment ? »

« C'est illégal, je sais. »

« C'est de la violation de domicile, de la captation illicite. »

« C'est la preuve d'un meurtre. »

« La loi ne voit pas ça comme une preuve recevable. »

« La loi est aveugle. »

Il soupire. Il décroche son téléphone. Il compose un numéro. Il parle à voix basse. Il raccroche.

« Le procureur de la République veut vous voir. Maintenant. »

Je suis transféré. Une voiture de police, pas de sirène, pas de gyrophare. Juste une berline banalisée. Nous arrivons au palais de justice. Le procureur, ce n'est plus De Courson. Il a démissionné. C'est une femme, Madame le Procureur Leduc – pas de lien de parenté, juste la cruauté du nom qui vous colle à la peau. Elle a quarante-cinq ans, des yeux bleu acier, des cheveux tirés en arrière si fort que ça doit lui faire mal. Elle me reçoit dans son bureau, un lieu sans âme, gris, avec des diplômes aux murs et un drapeau français qui a l'air fatigué.

« Monsieur Leduc. Asseyez-vous. »

Je m'assieds. Je tends la clé USB. Elle la prend. Elle la branche. Elle regarde. Elle regarde la vidéo une fois, puis deux fois. Puis elle me regarde.

« Vous savez ce que vous risquez ? »

« Oui. »

« Captation illicite. Violation du secret médical. Atteinte à la vie privée. Diffamation. Et j'en passe. »

« Je sais. »

« La vidéo est irrecevable. »

« La mort de Marcel est bien réelle. »

« Nous ne pouvons pas ouvrir une enquête sur la base d'une preuve obtenue illégalement. »

« Alors ouvrez-la sur la base de la plainte de la famille. »

« La famille n'a pas porté plainte. Elle a signé un certificat de décès naturel. Elle a accepté l'incinération express. Elle a été indemnisée. »

« Indemnisée ? »

« Oui. L'établissement a proposé 5 000 euros pour « préjudice moral ». Elle a accepté. »

Le coup de grâce. J'étouffe. 5 000 euros. Le prix du silence. Le prix d'un père. Moins qu'un séjour aux Maldives. Plus que le coût de la mort. Marcel valait 5 000 euros mort. 3 000 euros vivant. Le marché était fluctuant.

« Vous allez me poursuivre ? »

« Oui. »

« Pour quoi ? »

« Pour violation du secret médical. Pour atteinte aux données personnelles. Pour harcèlement en bande organisée. L'EHPAD porte plainte. »

« Ils peuvent pas. Ils sont des assassins. »

« Ils sont des requérants. Ils ont droit à la protection de la loi. La loi ne fait pas de différence entre le juste et le méchant. Elle fait la différence entre le légal et l'illégal. Vous êtes illégal. »

Je me lève. Je voulais plaider. Mais il n'y a rien à plaider. Elle a raison. La loi est une machine. Et j'ai mis mon doigt dans les rouages. La machine n'aime pas.

« Vous allez classer la plainte pour meurtre ? »

« Il n'y a pas de plainte pour meurtre. »

« Il y a une vidéo. »

« Il y a une vidéo illégale. »

« Il y a un mort. »

« Il y a un décès. Dû à l'âge et à la pathologie. Certificat médical à l'appui. »

« Le directeur sourit. »

« On peut sourire pour réconforter. »

« Il sourit parce qu'il a gagné. »

« C'est une interprétation. »

J'ai tout compris. J'ai tout perdu.

Le lendemain, le 6 janvier, j'apprends que ma plainte a été classée sans suite. Motif : « absence d'infraction caractérisée ». L'enquête n'a même pas été ouverte. La vidéo a été détruite, comme preuve illicite. Le procureur a communiqué : « Monsieur Leduc, déjà mis en cause pour diffusion massive de données illégales, persiste dans sa démarche de déstabilisation d'un établissement de santé de premier plan. » J'étais l'agresseur.

Marcel était mort. Mort une deuxième fois. Mort dans les actes, mort dans la loi. Mort dans la mémoire de sa fille, qui avait pris les 5 000 euros et qui maintenant pouvait payer l'école privée de son fils.

J'étais seul. J'avais tout. Et tout était rien.

Le 7 janvier, j'ai écrit la dernière lignée de mon cahier. « Marcel D. est mort le 3 janvier 2025, à 6h12. Il est mort parce qu'on lui a volé son eau. Il est mort parce qu'on lui a volé sa nourriture. Il est mort parce qu'on lui a volé sa droit de vivre. Il est mort parce qu'on lui a volé sa mort naturelle. Le 4 janvier, j'ai porté plainte. Le 5 janvier, la plainte a été classée. Le 6 janvier, j'ai compris. Il n'y a pas de dernier mort. Il y a juste le suivant. »

J'ai fermé le cahier. J'ai regardé mes mains. Elles tremblaient. J'avais des taches d'encre. Des taches de sang invisible.

J'avais tout. J'avais tout. J'avais tout.

Et j'allais tout redonner. Encore. Encore et encore. Tant qu'il y aurait un Marcel. Tant qu'il y aurait un Thomas. Tant qu'il y aurait une loi aveugle.

Car le dernier mort, c'était peut-être Marcel.

Mais le premier vivant, c'était moi.

Et tant que je vivrais, je crierai.

CHAPITRE 14 : LA FUITE (Février 2025)

Le 2 février, à 3h24 du matin, j'ai fermé la porte de mon studio pour la dernière fois. Je l'ai fermée sans bruit, comme on clôt un cercueil. Derrière moi, il ne restait rien. Quelques vêtements froissés, une pile de dossiers vides – les vrais étaient partis depuis longtemps –, un évier sale et une odeur de renfermé qui était devenue mon odeur à moi. L'odeur de l'homme qui n'a plus de foyer. J'avais rendu les clés au propriétaire la veille, sans préavis, sans état des lieux. Il m'avait dit : « Vous avez intérêt à tout payer jusqu'à la fin du bail. » J'avais répondu : « Prévenez la DDASS. » Il n'avait pas compris. Il n'avait pas besoin de comprendre. Je n'étais plus son problème. Je n'étais plus le problème de personne. J'étais devenu une solution qui fuit.

J'avais un sac à dos. Un seul. Celui que j'utilisais pour les randos, du temps où j'avais des loisirs, quand Clara était petite et qu'on partait en forêt de Fontainebleau chercher des champignons. Il contenait trois chemises, quatre caleçons, mon ordinateur portable – l'ancien, celui de 2015, avec le disque dur retiré et remplacé par un SSD vierge, propre, sans histoire –, mon passeport, encore valide jusqu'en 2027, et une enveloppe. Une enveloppe épaisse, scellée avec du ruban adhésif marron, contenant la copie papier de l'enregistrement vidéo de Marcel. La véritable preuve. Celle que je ne mettrais jamais en ligne. Celle que je ne montrerais qu'à des juges intègres – s'il en existait encore – ou à des commissions internationales. Le reste, les 1 200 photos, les 23 fichiers Excel, les 47 enregistrements audios, les 12 témoignages, la note de Matignon, tout était parti. En ligne. Dans le cloud chiffré. Dans les mains d'Anonymous. Dans les serveurs de la Commission européenne. Je n'avais plus rien sur moi. J'étais propre. En surface.

Je suis descendu les six étages sans ascenseur. L'immeuble était silencieux. Les voisins dormaient. La vieille dame du 3e, celle qui me laissait des petits plats quand elle sentait que « Monsieur Thomas n'allait pas bien », ne saurait pas que j'étais parti. Elle se réveillerait, verrait ma porte close, penserait que j'étais parti travailler. Puis, les jours passant, elle oserait frapper. Personne n'ouvrirait. Elle préviendrait le propriétaire. Il trouverait l'appartement vide. Il dirait : « Un déséquilibré. » Elle répondrait : « Il était si gentil. » Ce sera tout mon épitaphe. « Il était si gentil. Un déséquilibré. »

J'ai marché jusqu'à la gare Montparnasse. J'avais pris un billet pour Lille, au nom de Martin Dubois. Carte d'identité volée sur un forum, 150 euros en bitcoins. J'étais maintenant Martin Dubois. Thomas Leduc existait encore, quelque part, dans les fichiers du contrôle judiciaire, dans les ordinateurs de la DGSI, dans les requêtes d'extradition que le procureur allait certainement formuler dès qu'il saurait que j'avais quitté le territoire. Mais Thomas Leduc, le « lanceur d'alerte déstabilisateur », le « détenteur de fichiers médicaux illégaux », était en fuite. Officiellement, je devais pointer au commissariat de Versailles le 3 février à 15h. Officieusement, je prenais le TGV 6302, direction Lille-Europe, arrivée prévue 6h47. De Lille, je prendrais un train pour Bruxelles. De Bruxelles, un taxi pour un endroit dont seuls trois personnes au monde connaissaient l'adresse. Je partais en Belgique. Pas pour m'échapper. Pour survivre.

—

Le contact avec la Commission européenne anti-corruption (OLAF) avait été établi le 28 janvier. Je m'en souviens parce que c'était l'anniversaire de Clara. Cinq ans. J'avais essayé de l'appeler. Marie m'avait répondu : « Elle ne peut pas. On est en week-end. » J'avais insisté. « Juste une minute. » Elle avait raccroché. Le soir, elle m'avait envoyé une photo. Clara soufflant ses bougies, un grand sourire, mais les yeux tristes. J'avais pleuré devant mon écran. Puis j'avais ouvert Tor, le navigateur du dark web, celui qui rend anonyme. J'avais tapé l'adresse de l'OLAF, trouvée sur un forum de whistleblowers. J'avais rempli le formulaire crypté. Nom : « Martin D. » – déjà, je me préparais. Organisation : « Ex-soignant, système de santé français. » Objet : « Détention et transmission de preuves de corruption systémique dans le secteur gériatrique privé français. » Message : « J'ai tout. Ils tuent. Vous voulez ? »

J'avais attaché un aperçu. Dix photos. Deux extraits audios. Un tableau Excel récapitulatif. J'avais cliqué sur « Envoyer ». J'avais effacé toutes les traces de la session. J'avais fermé l'ordinateur. J'avais attendu.

La réponse était venue le 30 janvier. Un email crypté sur ma boîte Proton Mail, celle que j'utilisais pour les échanges les plus sensibles. « Nous sommes intéressés. Vous êtes en danger ? » J'avais répondu : « Oui. » Ils avaient répondu : « Nous pouvons vous protéger. Vous devez être sur le territoire européen. » J'avais répondu : « Je viens. » Ils avaient répondu : « Contactez-nous de Belgique. »

C'est tout ce qu'il m'avait fallu. Une porte de sortie. Un endroit où la loi française n'a pas de prise. Ou moins de prise. L'Europe, c'est grand. L'Europe a des procédures. L'Europe a une Cour de justice. L'Europe a, parfois, une conscience.

—

Le 15 février, à 5h47 du matin, dans une chambre de l'hôtel Ibis Budget de Schaerbeek, à Bruxelles, j'ai entendu frapper. Pas frapper. Cognent. Cognent comme on défonce une porte de drogué. J'étais en boxer, à moitié réveillé, l'haleine chargée de bières belges et de frites – mon seul luxe depuis mon arrivée le 3 février. J'ai eu le temps de voir la porte voler en éclats, de voir des hommes en noir, avec des casques, des boucliers, des fusils d'assaut. Police belge. En Français, avec un accent chantant : « Police ! Ne bougez pas ! »

J'ai pas bougé. J'avais déjà tout perdu. Ils m'ont plaqué au sol. Menottes en plastique, serrées fort. J'ai senti le froid du linoléum contre ma joue. Ils ont fouillé la chambre. Ils ont trouvé l'ordinateur, éteint. Ils l'ont embarqué. Ils ont trouvé la clé USB cachée dans ma brosse à dents électrique. Ils l'ont embarquée. Ils ont trouvé mes faux papiers. Ils les ont embarqués. Ils m'ont embarqué.

Le commissariat de Schaerbeek, c'est un bâtiment des années 70 qui sent le tabac froid et l'espoir désespéré. On m'a placé dans une cellule. Pas de fenêtre. Un banc en béton. Un WC à la turque. J'ai attendu. 48h. Le maximum légal avant de me présenter à un juge. J'ai compté les secondes. J'ai compté les minutes. J'ai revisité chaque choix. Chaque erreur. Chaque moment où j'aurais pu fermer les yeux. Chaque fois où j'ai décidé d'ouvrir les yeux. Je ne regrettais rien. Je regrettais tout. Je regrettais Clara. Je regrettais Marie. Je regrettais le studio. Je regrettais la vie d'avant, celle de l'aide-soignant anonyme qui rentrait le soir, épuisé mais pas sale. Maintenant, j'étais sale. Sale de la mort. Sale de la vérité. Sale de l'absurdité.

Au bout de trente-six heures, un avocat est venu. Pas un avocat commis d'office. Un vrai. Un avocat belge, François Dubois, ancien juge, spécialisé dans les affaires de lanceurs d'alerte. Il avait été contacté par l'OLAF. Il avait payé sa caution – je ne sais pas comment, je n'ai pas demandé. Il m'a parlé en français, avec un accent que je ne distinguais pas de l'accent français. Il m'a dit : « Vous êtes un héros. Mais en Europe, les héros aussi vont en prison. »

Il m'a expliqué. La France avait lancé un mandat d'arrêt européen. Motif : « Détention et diffusion de données médicales sans consentement, atteinte à la sécurité des systèmes d'information de santé, et tentative de subversion des institutions. » C'était la première fois que je voyais « subversion » écrit noir sur blanc. Ça faisait peur. Ça faisait rire. Subversion. Comme si je voulais renverser le gouvernement. Comme si le gouvernement n'était pas déjà renversé par lui-même.

L'avocat a plaidé. Il a dit que j'étais un lanceur d'alerte, protégé par la directive européenne 2019/1937. Il a dit que les preuves que je détenais étaient vitales pour la sécurité publique. Il a dit que mon extradition serait une violation de mes droits fondamentaux. Le juge d'instruction belge, une femme d'une cinquantaine dure, a écouté. Elle a regardé la vidéo de Marcel. Elle a tourné la tête. Elle a dit : « C'est répugnant. » Elle a décidé. « Libération sous condition. Interdiction de quitter la Belgique. Fichage S, au niveau européen. Vous êtes un danger pour la sécurité de l'État français. En Belgique, nous vous protégeons. Mais vous ne bougez pas. »

J'étais libre. Libre dans un pays qui n'est pas le mien. Libre mais fiché. Libre mais interdit de retour. Libre mais séparé de tout ce qui faisait ma vie.

Libre.

Mais enfermé.

Le pire, ce n'est pas la prison. C'est l'appel.

Le 18 février, un appel de Marie. Pour la première fois depuis mon départ. Je décroche. Sa voix est métallique, comme si elle parlait dans un tube.

« Thomas. Il faut qu'on parle. »

« Oui. »

« Clara va bien. »

« Merci. »

« Mais elle ne peut pas te voir. »

« Je sais. »

« Elle ne peut pas te voir parce que tu es devenu un danger. »

« Un danger pour qui ? »

« Pour elle. »

Silence. J'entends ma propre respiration, rauque, dans le haut-parleur du téléphone. Je comprends. Je ne veux pas comprendre, mais je comprends.

« Ils sont venus, Thomas. »

« Qui ? »

« Des hommes. Ils ont dit qu'ils venaient de la préfecture. Ils ont demandé où tu étais. Ils ont demandé si tu m'avais contactée. Ils ont laissé une carte. Avec un numéro. »

« Quel numéro ? »

« Un numéro à composer si j'avais des nouvelles. Si tu essayais de voir Clara. »

« Tu as composé ? »

« Non. »

« Merci. »

« Mais je vais devoir. »

« Quoi ? »

« Je vais devoir divorcer. »

Le mot tombe. Lourd. Final. Comme un couvercle de cercueil. Je ne réponds rien. Je ne peux pas. Ma voix est bloquée par quelque chose de plus fort que la peur. Le désespoir.

« Ce n'est pas que je veuille. C'est que je dois. Pour protéger les enfants. Pour Clara. Ils peuvent m'enlever la garde. Ils peuvent dire que je suis la femme d'un terroriste. »

« Je ne suis pas un terroriste. »

« Tu es fiché S. »

« Fiché S pour avoir sauvé des vies. »

« Fiché S pour avoir violé la loi. »

« La loi tue. »

« La loi protège. Les enfants. »

Elle a raison. Elle a toujours raison. C'est pour ça qu'on s'est séparés. Parce qu'elle vivait dans le monde réel. Moi, je vivais dans celui qui devrait être.

« Je vais demander le divorce pour faute. Ils m'ont dit que ça serait mieux. Que tu comprendrais. Que c'était pour Clara. »

Ils. Les hommes de la préfecture. Les hommes du système. Ils lui avaient tout dit. Comment faire. Quelle formule utiliser. Comment me couper de ma fille pour mon « bien ». Pour son « bien ».

« Je comprends. »

« Tu ne peux plus la voir. »

« Je sais. »

« Tu ne peux plus appeler. »

« Je sais. »

« Tu ne peux plus rien. »

« Je sais. »

« Je suis désolée. »

Elle raccroche. Je reste avec le téléphone contre l'oreille, le temps long, le temps de la déconnexion. Il y a un bruit. Un bip. Puis le silence.

J'ai tout perdu.

Le 20 février, j'ai rencontré l'agent de l'OLAF. Un homme sans nom, sans visage réel. On s'est vus dans un parc, à Uccle, un quartier chic de Bruxelles où les ambassades ont des jardins plus grands que des squares parisiens. Il marchait un chien, un labrador noir. Il m'a fait signe de le suivre. On a marché pendant vingt minutes, sans parler. Le chien faisait ses besoins. L'homme ramassait les crottes dans des sacs en plastique. Un geste municipal, anonyme, qui le rendait invisible.

« Vous avez trois copies ? » a-t-il finalement demandé.

« Oui. »

« Où ? »

« Une chez moi, ici, en Belgique, dans un coffre de banque. Une chez un contact suisse, à Genève, dans une consigne. Une chez un pirate informatique islandais, dans un datacenter sous un volcan. »

Il a souri. « Sous un volcan. C'est poétique. »

« C'est sûr. »

« Et la clé ? »

« Je suis la clé. »

Il a hoché. « On va vous protéger. On va monter un dossier. On va saisir la Cour de justice de l'Union européenne. On va demander la levée de votre fichage. Mais ça prendra du temps. Des années. »

« J'ai du temps. »

« Vous n'avez rien d'autre. »

C'était vrai. J'avais perdu mon travail, ma maison, ma femme, ma fille, mon pays, ma liberté de mouvement. J'avais perdu mon nom. J'avais perdu Thomas Leduc. J'étais Martin Dubois, clandestin politique, protégé par une Europe qui ne savait pas trop quoi faire de moi.

Mais j'avais gagné quelque chose. J'avais gagné l'immortalité des preuves. J'avais gagné la certitude que, même si on m'arrête, même si on me tue, même si je disparais dans un accident de voiture programmé par la DGSE – j'ai appris que c'était une technique, ça s'appelle « suicide Berlinois », ironique –, les preuves survivront. Elles sont dans un coffre, dans une consigne, sous un volcan. Elles sont dans les mains d'Anonymous, qui les a déjà dupliquées sur 10 000 serveurs du monde entier. Elles sont dans la tête de Claire Dubois, qui sait les noms par cœur. Elles sont dans le cœur du brigadier Morel, qui a une copie sur une clé USB cachée dans son casier, au commissariat de Versailles, avec une note : « Si je crève, publiez. »

J'ai tout perdu.

J'ai tout gagné.

Le 22 février, je reçois un message de l'agent de l'OLAF. Un lien. Vers un article du Monde. « Affaire Oréade : la Commission européenne ouvre une enquête pour corruption et atteinte aux droits fondamentaux. » L'article cite des sources anonymes. Il ne cite pas mon nom. Il ne cite pas Marcel. Mais il cite les chiffres. « 2 milliards d'euros de gains estimés. 280 morts suspectes. Un réseau de protection politique. » Il y a une photo. Celle du directeur Fournier, sortant de son bureau, les yeux baissés, la main devant son visage. Il est fini.

L'article mentionne aussi « un lanceur d'alerte actuellement sous protection internationale, dont l'extradition a été refusée par la Belgique pour raisons humanitaires. »

C'est moi. Je suis devenu un pronom. « Dont l'extradition a été refusée. » Je suis une ligne dans un article. Une note de bas de page. Une histoire qui fait frissonner les lecteurs au petit-déjeuner. « Pauvre type. » « Quel courage. » « Il a tout perdu. »

Oui. J'ai tout perdu. Mais regardez-les maintenant. Regardez-les tous. Ils tremblent. Les Oréade, ils perdent des marchés. Les ministres, ils perdent des voix. Les procureurs, ils perdent leur poste. Les familles, elles, gagnent de l'espoir. Les prochains Marcel, peut-être, gagneront du temps.

Le 23 février, je reçois une photo. Par Signal. De Claire Dubois. Elle est devant la tombe de son père. Elle a mis des fleurs. Des vraies, pas des artificielles. Elle a un sourire. Un sourire triste, mais un sourire. Elle a écrit : « Merci. »

Je n'ai pas répondu. Je ne peux pas. Je ne suis plus Thomas. Je suis Martin. Je suis un fichier. Je suis une cause. Je suis un chiffre dans une statistique des lanceurs d'alerte protégés.

Mais je vis. Je respire. Je me souviens.

Clara a cinq ans. Elle ne me reconnaîtra plus quand elle aura vingt ans. Elle me verra comme un fantôme, un fou qui a tout abandonné pour une idée. Marie me le dira. Elle dira : « Ton père a choisi la vérité plutôt que toi. » Clara grandira peut-être en me haïssant.

Mais elle grandira.

Elle n'ira pas à l'EHPAD. Elle n'aura pas à subir le protocole. Elle n'aura pas à mourir de soif.

C'est tout ce que j'ai gagné. Une chance. Une chance qu'elle ne vive pas ce que j'ai vu.

Le 24 février, je vais chez le coiffeur. J'achète des vêtements neufs. Je trouve un studio, subventionné par une association de défense des lanceurs d'alerte. Je recommence. Une nouvelle vie. Une vie sans nom. Une vie avec un objectif.

Le 25 février, je reçois un mail de l'agent de l'OLAF. « La France demande à nouveau votre extradition. Cette fois, pour « mise en danger de la vie d'autrui par diffusion d'informations sensibles ». Ils ont trouvé un nouveau motif. »

Je réponds : « Je ne bouge pas. »

Le 26 février, je reçois un SMS de Marie. La dernière. « Le divorce est signé. Clara ne portera plus ton nom. Elle est maintenant Clara Martin. Pour sa sécurité. »

Je lis. J'éteins le téléphone. Je pleure. Pour la première fois depuis des mois, je pleure. Je pleure Thomas Leduc, mort le 25 décembre 2024, sur un clavier, en publiant des preuves. Je pleure Clara Leduc, morte le 26 février 2025, sur un papier signé par un notaire, pour protéger sa vie.

Je pleure Marcel, mort le 3 janvier 2025, à 6h12, d'un protocole.

Je pleure les 280. Les 2 milliards. Les 7 200 EHPAD. Les millions de vieilles gens qui vont mourir dans les dix prochaines années, fluidifiés, optimisés, rentabilisés.

Je pleure.

Puis je relève la tête. Je regarde par la fenêtre de mon studio à Bruxelles. Il pleut. Il pleut comme il pleuvait à Versailles, le jour où Marcel m'a dit : « T'es un bon gars, Thomas. »

Je ne suis plus Thomas.

Mais je suis un bon gars.

Et les bons gars finissent parfois loin de chez eux, mais debout.

CHAPITRE 15 : LE CLASSEMENT (Mars 2025)

Depuis ma chambre meublée de Schaerbeek – un studio de 15 mètres carrés qui sent la friture rancie et l'espoir éconduit –, je lis les nouvelles françaises comme on lit les notices nécrologiques d'une famille qu'on a reniée. Chaque jour, je me connecte sur mon ordinateur, via un VPN triple passage acheté avec les dernières pièces d'un don anonyme de la Ligue des droits de l'Homme. Chaque jour, je tape les mêmes mots-clés : « Oréade », « EHPAD », « enquête », « Leduc ». Chaque jour, je descends un peu plus dans le gouffre. Chaque jour, je mesure l'ampleur de la victoire du néant.

Le 2 mars, à 4h12 du matin – car le sommeil est devenu un luxe que je ne peux plus m'offrir, ni chimiquement ni moralement –, je tombe sur le communiqué. Ministère des Solidarités, Santé et Protection des personnes âgées. Un titre triomphal : « Lutte efficace contre les alertes infondées : l'État renforce la protection des établissements de santé face aux dérives individuelles. » Je clique. Je lis. Je relis. Je découvre que le ministère a ouvert une enquête. Pas sur Oréade. Pas sur les 280 morts. Pas sur le réseau de protection. Une enquête sur moi.

« Enquête pour atteinte à la santé publique et subversion des procédures de contrôle sanitaire » , annonce le texte. La subversion. Il y a ce mot encore. On dirait un titre de roman soviétique. On dirait une charge contre un espion. On dirait ma vie.

Le communiqué précise : « Les allégations récemment diffusées sur les réseaux sociaux par un individu déséquilibré, ancien employé licencié pour faute grave, ont porté atteinte à la confiance des familles dans le système de santé, provoqué une surmédicalisation inutile de nos aînés et fragilisé des établissements qui remplissent une mission de service public essentielle. L'enquête visera à déterminer les responsabilités de cet individu et de ses éventuels complices dans la diffusion de données médicales non authentifiées et dans la tentative de déstabilisation de la filière gériatrique. »

J'arrête de respirer. Littéralement. Mon poumon droit refuse de se gonfler. Je dois forcer, comme à la fin d'une longue course, quand le corps ne veut plus, quand l'esprit doit prendre le relais par la violence. Je bois une gorgée d'eau du robinet – l'eau belge, qui a un goût de chlore et de repentir –, et je lis encore. L'enquête a été confiée à la DGSI. Direction générale de la sécurité intérieure. Les espions. Les fous de la République. Ceux qui traquent les djihadistes, les espions russes, les déstabilisateurs. Je suis devenu une menace d'État. Pas parce que je tue. Parce que je dis. Dire, c'est pire que tuer. Tuer, c'est de la gestion. Dire, c'est de la subversion.

Je descends plus bas dans l'article. Il y a une citation du ministre, prise lors d'une visite à l'EHPAD Les Glycines – le mien, celui où ça a commencé. Il était là, en personne, le 28 février. Je l'ai pas vu, j'étais là-haut, à Schaerbeek, mais je le vois sur la photo. Il est au milieu des résidents, souriant, une brique de jus de pomme à la main. Derrière lui, dans l'angle de la photo, il y a Karine. Elle sourit aussi. Elle a une médaille. La médaille du travail. Je zoome. Je reconnais. C'est la médaille d'honneur du ministère. Pour « services exceptionnels rendus à la santé publique ». Karine. L'infirmière qui a injecté la mort. Elle est décorée.

Je vomis. Dans le lavabo de ma chambre de bonne, je vomis. Ce n'est pas la bière, ni les frites. C'est la honte. La honte de la république qui décore ceux qui tuent. La honte de moi qui ai cru qu'un article, une vidéo, une fuite, pourraient arrêter une machine.

Je me rince la bouche. Je reviens à l'écran. Je cherche d'autres articles. J'en trouve. Un sur L'ARS Île-de-France. Elle a reçu le label « administration exemplaire » pour sa gestion de crise. La crise, c'est moi. Je suis la crise. Ils ont géré la crise en me neutralisant. Le label, c'est une récompense. Je pense à la cérémonie. Au discours. Aux applaudissements. Aux verres de champagne. Je vois les visages. Les sourires. Les culottes croisées. Les médailles qui brillent.

Et le 4 mars, le bouquet final. Le directeur général du groupe Oréade, monsieur Armand de la Boussole – un nom de conte pour un homme de cauchemar –, reçoit la Légion d'honneur. C'est le Figaro qui l'annonce. « Pour services rendus à l'économie de la santé et à l'innovation en gériatrie. » Innovation. Quelle innovation ? La mort programmée ? L'optimisation du deuil ? Je lis l'article. Le journaliste – un jeune, sans doute payé au mot – écrit : « M. de la Boussole a su transformer une filière en difficulté en un modèle de rentabilité et d'excellence, permettant à des milliers de familles de confier leurs proches dans des établissements de qualité, labellisés, sécurisés. »

Sécurisés. Le mot clé. Sécurisés. Sécurisés contre quoi ? Contre la vie, sans doute. Contre l'agitation, les pleurs, les protestations. Sécurisés. Comme un coffre-fort. Comme une prison. Comme une tombe.

Je ferme l'ordinateur. Je me lève. Je vais à la fenêtre. Je regarde la rue de Schaerbeek. Une rue populaire, des magasins de halal, des friteries, des bars où les ouvriers boivent de la bière à 11h du matin. Une vie normale. Une vie où on ne tue pas les vieux par Excel. Une vie où la mort reste un accident, une maladie, un destin. Pas un chiffre d'affaires.

Je suis enfermé dans une vie qui n'est pas la mienne. J'ai tout perdu. Mais j'ai écrit. C'est ça, l'acte final. L'acte de folie. L'acte de survie.

—

Le livre. Je l'ai écrit en janvier. Tout le mois de janvier. Quarante jours de folie créatrice. Quarante nuits sans sommeil. Quarante matins où je me réveillais en sursaut, croyant entendre la porte de ma cellule de Versailles ou de Schaerbeek. J'ai écrit comme on vomit. Comme on saigne. J'ai écrit sans relecture, sans correction, sans espoir de publication. J'ai écrit pour que ça sorte. Pour que ça sorte de moi. Pour que ça sorte du monde.

Cent quatre-vingts pages. Cent quatre-vingts jours. Du 1er juillet 2024 au 28 décembre 2024. Chaque jour, une mort. Parfois deux. J'ai compté. J'ai décrit. J'ai donné un prénom, un âge, une pathologie d'entrée, une cause de décès officielle. Puis j'ai décrit la vraie cause. La déshydratation. Le Lexomil. Le sourire du directeur. Le silence des familles. Le chèque de 5 000 euros. J'ai tout mis. Les noms ont été changés, bien sûr. J'ai utilisé des initiales. Des numéros. Des codes. Mais les familles reconnaîtront. Les responsables aussi. Ils reconnaîtront leurs actes. Ils verront leur portrait. Ils verront leur âme, noire et molle, décrite en Times New Roman 12.

J'ai appelé le manuscrit : « Le Protocole. Journal d'un aide-soignant, 180 jours au cœur de l'industrie de la mort. » Un titre long. Un titre qui ne vendra pas. Un titre qui ne sera pas en vitrine. Un titre qui sera publié en auto-édition, sur une plateforme numérique, diffusé par des bots, piraté, copié, transformé en PDF gratuit, en format epub pour les liseuses. Je ne gagnerai pas un centime. Je ne veux pas gagner un centime. Je veux que ça brûle.

La dernière page, la page 180, je l'ai écrite le 31 janvier, à 5h du matin, après avoir appris le divorce de Marie. J'ai écrit : « Le 28 décembre 2024, Marcel D. est mort. Il porte le numéro 180. Il est le dernier de ma liste. Il est le premier de votre conscience. Demain, il y en aura un 181. Et demain, vous fermerez ce livre. Vous irez dormir. Et quelqu'un mourra parce que vous aurez fermé ce livre. »

J'ai sauvegardé. J'ai formaté tout. J'ai effacé toutes les copies locales. J'ai laissé une seule version, sur un serveur du réseau Tor, accessible via une clé que j'ai envoyée à trente journalistes, à cent militants, à mille adresses emails aléatoires trouvées sur des listes de diffusion. J'ai programmé la diffusion pour le 15 mars. Le 15 mars, jour du procès de Jeanne d'Arc. Le 15 mars, jour où la France commet ses plus grandes erreurs. Le 15 mars, jour parfait pour une trahison de la vérité.

Et aujourd'hui, le 15 mars, vous lisez ça. Vous, qui avez acheté ce livre par curiosité, ou par erreur, ou parce qu'un ami vous a dit : «

Il faut que tu lis ça, c'est horrible. » Vous lisez. Vous êtes horrifiés. Vous voyez les chiffres. 180 morts. 2 milliards d'euros. Des médailles. Des labels. Des décorations. Des procès contre moi. Des divorces. Des enfants renommés. Des vies brisées. Vous êtes horrifiés.

Mais demain, demain, vous ferez quoi ?

—

Vous appellerez votre mère. Vous lui direz : « Maman, comment tu vas ? » Elle vous répondra : « Bien, mon chéri. Un peu fatiguée. » Vous lui demanderez : « Tu en as parlé au médecin ? » Elle répondra : « Oui, oui. Il dit que c'est l'âge. » Vous direz : « Prends soin de toi. » Et vous raccrocherez. Vous aurez la paix. La paix d'avoir fait votre devoir de fils. La paix d'avoir posé la question.

Puis, dans trois ans, peut-être cinq, peut-être dix, votre mère tombera. Une fracture. Une confusion. Une dépression. Vous l'installerez dans un EHPAD. Vous choisirez un établissement « labellisé », « sécurisé », « récompensé ». Vous signerez les papiers. Vous lirez le protocole. Vous ne comprendrez pas tout. Vous n'aurez pas envie de comprendre. Vous voudrez juste qu'elle soit « bien ». Vous paierez. 3 000 euros par mois. 4 000 si c'est mieux. Vous visiterez. Vous verrez des bleus. On vous dira : « C'est normal, elle se cogne. » Vous verrez des flacons de Lexomil. On vous dira : « C'est pour son confort. » Vous verrez la courbe d'hydratation descendre. On vous dira : « Elle refuse de boire. » Vous croirez. Vous voudrez croire. Parce que le prix de la vérité, c'est la culpabilité. Et vous ne pouvez pas être coupable. Vous êtes un bon fils. Vous avez envoyé votre mère « bien ».

Et un matin, à 6h12, on vous appellera. « M. Leduc ? Mme Martin ? M. Dupont ? Nous avons le regret de vous informer... »

Vous irez. Vous signerez le certificat. Vous prendrez les 5 000 euros d'indemnisation. Vous pleurerez. Vous irez à l'enterrement. Vous direz : « C'était une belle fin. Paisible. »

Et vous ne saurez pas que vous avez tué votre mère. Comme moi, j'ai tué Marcel. Comme Marie a tué son père, en signant. Comme Élise a tué Marcel, en acceptant les 5 000 euros. Comme nous avons tous tué, par omission, par lâcheté, par confort mental.

—

Le livre, vous le fermerez. Vous aurez mal au ventre. Vous irez sur Google. Vous taperez « EHPAD Oréade ». Vous verrez des articles. Des articles positifs. Des articles qui disent que le groupe a résisté à une « campagne de dénigrement inouïe ». Vous verrez des forums où des familles disent : « Moi, j'y ai mis mon père, il était très bien. » Vous verrez des commentaires qui disent : « C'est un affabulateur, ce Thomas Leduc. Il veut se faire de la pub. »

Vous hésiterez. Vous vous demanderez si je ne suis pas fou. Si tout ça n'est pas une hallucination. Si les chiffres ne sont pas exagérés. Si la vidéo n'est pas un montage. Si je ne suis pas un menteur, un calomniateur, un désespéré qui veut devenir célèbre.

C'est normal. C'est le doute. Le doute est le meilleur allié du système. Le doute fait fermer les yeux. Le doute fait dire : « Non, pas ici. Pas chez nous. Pas ma mère. »

Mais le doute est aussi une chance. La chance de vérifier. La chance d'aller voir. De vérifier la courbe d'hydratation. De refuser le Lexomil. De payer les 3 000 euros de transfert. De prendre sa mère chez soi, dans un lit pliant, avec des couches et des pleurs et de la fatigue. Mais de la garder vivante.

—

La question : combien vaut votre mère ?

C'est la seule question qui vaille. Le reste est littérature. Le reste est chiffres. Le reste est politique. Mais cette question, elle est économique, éthique, existentielle.

Si elle vaut 3 000 euros par mois, envoyez-la à La Glycine. Elle mourra dans 47 jours. Vous économiserez de l'argent. Vous récupérerez 5 000 euros. Vous serez tranquille.

Si elle vaut plus, si elle vaut ton enfance, ses caresses, ses plats, ses souvenirs, ses larmes, ses rires, si elle vaut l'odeur de son parfum et le son de sa voix quand elle te lisait des histoires, alors tu gardes. Tu gardes. Tu gardes même si c'est dur. Tu gardes même si tu dois laver ses draps, la nourrir à la cuillère, supporter ses cris, ses confusions, ses reproches. Tu gardes. Parce qu'elle ne vaut pas un chiffre. Elle ne vaut pas un protocole. Elle ne vaut pas un label.

Elle vaut l'infini. Elle vaut le tout.

Moi, j'ai tout perdu. J'ai perdu mon nom. J'ai perdu ma fille. J'ai perdu mon pays. J'ai perdu la possibilité de serrer ma mère dans mes bras – elle est morte il y a trois ans, elle aussi, dans un EHPAD, elle aussi, fluidifiée. Je n'ai rien. Rien que ce livre. Rien que ces mots.

Vous, vous avez tout. Vous avez vos mères. Vous avez vos pères. Vous avez le choix.

Le choix est simple :

Soit vous fermez ce livre. Vous oubliez Thomas Leduc. Vous appelez votre mère. Vous lui dites que vous l'aimez. Vous la laissez vivre sa vie. Et quand viendra le moment, vous l'expédierez à l'usine. Vous signerez. Vous pleurerez. Vous serez un bon fils. Un bon citoyen. Un bon exécutant.

Soit vous gardez ce livre ouvert. Vous imprimez ces pages. Vous les envoyez à votre député. Vous les donnez à votre journal local. Vous les affichez dans votre église. Vous les traduisez en arabe, en chinois, en russe. Vous faites du bruit. Vous refusez. Vous désobéissez. Vous devenez un grain de sable. Vous devenez Thomas Leduc. Vous perdez tout. Mais vous sauvez une vie. Une seule. Celle de votre mère. Ou celle du Marcel d'un autre.

C'est tout ce que je vous demande.

Choisissez.

Combien vaut votre mère ?

Ce texte est dédié aux 180 noms, aux 280 noms, aux 2 000 noms, aux millions de noms que nous oublierons demain.

Il est dédié à Clara Martin, cinq ans, qui ne sait pas encore que son père fût un dragon qui crachait des fleurs.

Don't miss out!

Visit the website below and you can sign up to receive emails whenever Patrick Soulard publishes a new book. There's no charge and no obligation.

https://books2read.com/r/B-A-EYUNE-XNWEI

About the Author

Né en 1979 en Auvergne Rhône-Alpes, **Patrick Soulard** s'impose comme une nouvelle voix du thriller français. Après s'être passionné des années durant pour l'actualité et les grandes affaires judiciaires, il se lance dans l'écriture à **44 ans.**

Mêlant **réalité et fiction**, il signe des romans noirs et d'investigation où s'entrelacent faits réels, tensions sociales et suspense haletant. À **46 ans**, il fait de sa passion dévorante de l'écriture un art qu'il partage désormais avec ses lecteurs.

www.ingramcontent.com/pod-product-compliance
Lightning Source LLC
LaVergne TN
LVHW040441051026
849517LV00002B/702
* 9 7 9 8 2 3 2 5 1 0 9 1 6 *